U0247482

# 器官移植临床技术
## （教学大纲）

主编　石炳毅　郑树森　叶啟发

清华大学出版社
北京

**图书在版编目（CIP）数据**

器官移植临床技术：教学大纲 / 石炳毅，郑树森，叶啟发主编 . —北京：清华大学出版社，2020.12
ISBN 978-7-302-57026-4

Ⅰ . ①器… Ⅱ . ①石… ②郑… ③叶… Ⅲ . ①器官移植 – 职业培训 – 教学大纲 Ⅳ . ① R617-41

中国版本图书馆 CIP 数据核字（2020）第 238141 号

责任编辑：孙　宇
封面设计：吴　晋
责任校对：李建庄
责任印制：吴佳雯

出版发行：清华大学出版社
　　　　　网　　址：http：//www.tup.com.cn，http：//www.wqbook.com
　　　　　地　　址：北京清华大学学研大厦 A 座　　　　　　邮　　编：100084
　　　　　社总机：010–62770175　　　　　　　　　　　　　邮　　购：010–62786544
　　　　　投稿与读者服务：010–62776969，c-service@tup.tsinghua.edu.cn
　　　　　质量反馈：010–62772015，zhiliang@tup.tsinghua.edu.cn
印 装 者：三河市龙大印装有限公司
经　　销：全国新华书店
开　　本：185mm×260mm　　　　印　张：10.75　　　字　　数：247 千字
版　　次：2020 年 12 月第 1 版　　　　　　　　　　　印　　次：2020 年 12 月第 1 次印刷
定　　价：78.00 元

产品编号：091300-01

# 《器官移植临床技术（教学大纲）》

## 编 委 会

# 序

器官移植是 20 世纪医学的一项重大进展。不同于其他医学技术的是，器官移植手术开展需要有器官捐献——一份来自"生命的礼物"。器官捐献的给予和互助特征赋予了深刻的内涵，也与国家的经济发展、文明进步、法治建设、宣传教育等深层次问题紧密相关。

在党中央和国务院领导下，我国器官移植事业从 2005 年至今进行了一场"壮士断腕""刮骨疗毒"的艰难改革，逐渐走上了法制化、科学化、规范化的道路。2015 年 1 月 1 日起，公民自愿捐献成为移植器官的唯一合法来源，2018 年我国公民捐献达 6302 例，加上公民亲体活体移植，器官移植手术已超过 2 万例，百万人口捐献率（PMP）达到 4.53。2019 年 12 月 6 日至 8 日，第四届中国 – 国际器官捐献大会暨"一带一路"器官捐献国际合作发展论坛在云南昆明举办，来自世界卫生组织（WHO）、世界移植协会（TTS）、各大洲移植协会和 62 个国家的器官移植学界代表参加了本次大会。与会专家盛赞中国器官捐献与移植改革发展的成就，肯定了"中国经验"在世界器官移植体系建设中的重要作用。论坛遵循"共商、共建、共享"原则，共同发表了《"一带一路"器官捐献与移植国际合作发展昆明共识》。

但是，我国器官捐献与移植事业改革仍在路上。按照国家卫生健康委员会党组部署，我国器官移植正在从数量规模型向质量提升型转变。2007 年国家颁布的《人体器官移植条例》正进入修订程序，器官移植医师培训及资格认定工作正在逐步规范化和科学化。2016 年 9 月 30 日，原国家卫计委下发了《人体器官移植医师培训与认定管理办法（试行）》和《人体器官移植医师培训基地基本要求（试行）》，明确提出委托有条件的社会组织、单位开展培训规划设计，编制教学内容及大纲，指导培训基地建设和管理，制定考核标准和要求等，对人体器官移植医师执业资格认定和培训相关工作程序提出具体要求，要求加大资格审批下放后的监管力度。2018 年 12 月 27 日，国家卫生健康委办公厅下发了《关于做好人体器官移植医师执业资格认定事中事后监管有关工作的通知》，形成了"第一批人体器官移植医师培训基地"名单，并要求各省市级卫健委督促基地开展移植医生培训及移植医师资格认证。尽管各地按照要求已经陆续开展器官移植医师培训工作，但是由于缺乏统一培训体系，尚未出台统一、完善的标准教材和教学大纲，导致器官移植专科医师培训水平参差不齐，无法满足当前我国全面提升器官移植医疗质量的要求。

在国家人体器官捐献与移植委员会、国家卫生健康委员会医政医管局的指导下，由中国器官移植发展基金会发起的"中国器官移植发展培训体系建设项目"（以下简称"培建项目"）于2019年6月16日在厦门召开了项目启动会，成立了以国家人体器官捐献与移植委员会主任、中国器官移植发展基金会理事长黄洁夫教授担任主任委员，中华医学会器官移植学分会、中国医师协会器官移植医师分会、中国医院协会器官获取与分配管理工作委员会、中国人体器官捐献管理中心等专家共同组成的学术委员会，主要依托第一批器官移植医师培训基地开展培训体系建设工作。"培建项目"旨在建立我国"统一标准、统一体系"的器官移植发展培训体系，包括：器官移植管理、器官移植临床技术、器官捐献获取、器官供体识别与维护、器官移植伦理等方面的标准建立，逐步完善我国器官捐献与移植的标准化培训体系，加强器官移植政策法规培训，促进全国各移植中心器官移植临床技术的同质化，推动我国器官捐献与移植工作的规范，促进我国器官捐献与移植工作的健康开展和医疗服务质量提升，实现器官移植从数量规模型向质量提升型转化。

2019年9月26日，中国器官移植发展基金会组织专家在武汉召开了《器官移植临床技术》培训教材及教学大纲编写研讨会，会议牵头人为石炳毅教授，另外，肝、肾、心、肺、胰腺和小肠移植等领域专家出席了会议。经过与会专家认真讨论并审慎达成共识：严格按照《人体器官移植医师培训与认定管理办法（试行）》要求，以中华医学会器官移植学分会组织编写的"中国器官移植临床诊疗规范（2019版）"系列文章为蓝本，按照总论和各论进行编委分组，正式启动《器官移植临床技术》培训教材及教学大纲编写工作。2020年5月30日，中国器官移植发展基金会召开第二次编写研讨会，本次会议是在编委们历时半年余，反复推敲，几易其稿，完成教材及教学大纲之后召开的，与会专家经充分讨论，严密分析，肯定了编写工作，并提出了进一步修改建议。8月7日，中国器官移植发展基金会组织召开教材审稿会，国家卫健委医政医管局领导、中国器官移植发展培训体系学术委员会及编委会专家出席会议，大家经研讨认为，本培训教学大纲及教材的编写从内容到形式都符合培训要求，可正式出版。

本教材分为总论和各论两册，配合教学大纲使用。总论包括器官移植医师需要掌握和熟悉的相关的器官移植免疫学基础和前沿知识，免疫抑制剂，尸体器官捐献供体的评估、维护和获取，器官移植术后常见的远期并发症等方面课程。各论按照实体器官进行分册，包含各器官移植临床技术基本操作等课程。本教材通过落实"培建项目"总体目标，达成国家卫生健康委员会有关器官移植医师资格认定要求，可作为全国人体器官移植医师培训基地和器官移植医师资格认定的统一教材，编者们的努力也必将推动全国器官移植临床技术标准化和规范化的进程。

是为序。

中国人体器官捐献与移植委员会主任委员<br>中国器官移植发展基金会理事长<br><br>2020年10月

# 前　言

中国的器官捐献与移植事业经历了几代人的艰苦创业、规范建设和深化改革的发展历程，逐步形成了一个包括器官捐献、器官获取与分配，器官移植医疗服务、器官移植质控及器官移植监管等完整的器官捐献与移植体系，走上了法制化、科学化和规范化发展的健康轨道，取得了令世人瞩目的成绩，得到了包括世界卫生组织、教皇科学院等国际权威和官方组织的理解和肯定。2018 年，中国大陆地区器官捐献达到了 6302 例，捐献器官数量已居世界第二位，百万人口年捐献率从试点之初的 0.03 PMP 增长到了 4.53 PMP。器官捐献与移植工作有序推进，为器官移植的高速发展奠定了坚实的基础，2018 年，我国共完成器官捐献 6302 例，器官移植手术 20201 例，移植手术总量居世界第二位。2019 年 12 月 6 日至 8 日，第四届中国 – 国际器官捐献大会暨"一带一路"器官捐献国际合作发展论坛在云南昆明举办，来自世界卫生组织（WHO）、国际器官移植协会（TTS）、各大洲移植协会和 62 个国家的器官移植协会的代表参加了本次论坛。与会专家盛赞中国器官捐献与移植改革发展的成就，肯定了"中国经验"在移植体系建设中的重要作用。论坛遵循"共商、共建、共享"原则，共同发表了《"一带一路"器官捐献与移植国际合作发展昆明共识》。中国向世界传递出建立符合伦理的、符合世界卫生组织准则的器官移植体系的信念，也为世界器官移植技术发展提供了"中国经验"。但我们也十分清醒地认识到，中国的移植医疗服务与人民群众的需求还有很大的差距。

目前，中国公民逝世后器官捐献事业进入全新发展阶段，我国器官移植正在从数量规模型向质量提升型转变，建设规范化的诊疗体系是提升医疗质量的重要措施。器官移植规范化诊疗体系建设包括专科医师培养的规范化和临床诊疗技术的规范化。美国在器官移植专科医师培训方面起步较早，在 20 世纪 80 年代，美国器官移植外科医师学会（American Society of Transplantation Surgeons，ASTS）即建立了腹部脏器器官移植培训项目，设立专门委员会负责移植专科医师的培训、考核与认证等工作，并要求美国的器官移植中心至少拥有一位经过培训、考核和认证的专科医师。器官移植专科医师的培训和认证对美国器官移植的规范化发展起到了非常重要的作用，这些经验值得我们借鉴。

为进一步加强我国人体器官移植医师的管理工作，2016 年 9 月 30 日，原国家卫计委下发了《人体器官移植医师培训与认定管理办法（试行）》和《人体器官移植医师培训基地基本要求（试行）》，明确提出委托有条件的社会组织、单位开展培训规划设计，编写教学内容及大纲，指导培训基地建设和管理，制定考核标准和要求等，对人体器官移植医师执业资格认定和培训相关工作程序提出具体要求，要求加大资格审批下放后的事中和事后监管力度。2018年12月27日，国家卫生健康委员会办公厅下发了《关于做好人体器官移植医师执业资格认定事中事后监管有关工作的通知》，形成了"第一批人体器官移植医师培训基地"名单，并要求各省市级卫健委督促各基地开展移植医生培训及移植医师资质认证。目前，尽管各地按照要求已经陆续开展器官移植医师培训工作，但是缺乏统一培训体系，也未能出台统一、完善的标准教材和教学大纲，导致器官移植专科医师培训水平参差不齐，无法满足当前我国全面提升器官移植医疗质量的要求。我国亟待建设统一、标准和规范的器官移植专科医师的培训与建设体系。

在中国人体器官捐献与移植委员会、国家卫生健康委员会医政医管局指导下，中国器官移植发展基金会发起"中国器官移植发展培训体系建设项目"（以下简称"培建项目"），并于2019年6月16日在厦门召开了启动会，成立了以中国器官移植发展基金会理事长黄洁夫教授担任主任委员，由中华医学会器官移植分会、中国医师协会器官移植医师分会、中国人体器官捐献管理中心等专家共同组成的学术委员会。本项目旨在共同建立我国"统一标准、统一体系"的器官移植发展培训建设体系，通过对包括器官移植管理、器官移植临床、器官捐献协调、供体识别与维护、器官移植伦理等方面的标准内容建设，逐步完善器官捐献与移植的标准化培训体系，促进全国各移植中心器官移植和获取技术的同质化，推动我国器官捐献与移植事业的规范、健康开展和医疗服务质量的提升，实现器官移植从数量规模型到质量提升型发展转化。

为了尽快落实培建项目设立的目标，培建项目专家组于2019年9月26日在武汉召开了教材编写启动会，中国器官移植发展基金会副会长兼副秘书长赵洪涛教授主持会议，肝、肾、心、肺、胰腺和小肠移植等移植项目的24位专家出席会议，会议就培训形式、范围和方法等进行了深入的探讨。会后，根据培训教材编写需要，组建了包括器官移植临床专家、国家卫健委人体器官移植培训基地专家等在内的编写委员会。为了培养器官移植专科医师的规范化临床操作能力，编委会以中华医学会器官移植学分会组织编写的《中国器官移植诊疗技术规范（2019版）》为人体器官移植医师培训的教材蓝本，根据《人体器官移植医师培训与认定管理办法（试行）》和《人体器官移植医师培训基地基本要求（试行）》对人体器官移植医师培养和认定的要求，组织专家编写《器官移植临床技术》和《器官移植临床技术（教学大纲）》。编委会共建立了7个编写小组，通过微信群等方式，对培训内容推敲琢磨，字斟句酌，几易其稿，历时半年余，在COVID-19肺炎肆虐期间也未中断，终于完成了"培建项目"人体器官移植医师临床技术教材和教学大纲的编写。为了更加适应人体器官移植临床技术培训的开展，保证培训的权威性和科学性，编委会在2020年5月30日通过线上和线下相结合的方式组织了对编写的汇总和修改，并在同年的8月7日组织了审稿会，经过编委会、中国人体器官捐献与移植委员会和国家卫生健康委的集中统一审定，最终完成了教材和教学大纲的编写。

本教材分为总论和各论两部分。总论部分包括器官移植医师需要掌握和熟悉的相关的器官移植免疫学基础和前沿知识，免疫抑制剂，尸体器官捐献供体的评估、维护和获取，器官移植术后常见的远期并发症等方面的规范化诊疗课程。器官移植各论中，各实体器官移植项目从尸体器官捐献、供体评估、获取与移植、围手术期与术后随访管理以及移植并发症防治等方面制订了相应教材和大纲。通过培训医师有重点地学习规范的器官移植技术，理论联系实际，提高临床诊疗技术的科学化和规范化程度，促进器官移植临床诊疗质量的提升。

　　本教材旨在通过落实"培建项目"，提高器官移植专科医师的临床、教学和科研能力，在全国范围内推广规范化的临床诊疗技术，推进"器官移植质量提升计划"建设。望广大读者，即全国器官移植专科医师培训基地的教员和学员们在使用过程中提供宝贵意见，以便再版时进行修订和完善，使本教材更好地为器官移植专科医师规范化培训服务。

编　者
**2020 年 10 月**

# 目 录

# 第一部分 总 论

# 第二部分　各　论

# 第1章 教学大纲说明

在中国人体器官捐献与移植委员会、国家卫生健康委员会医政医管局指导下，中国器官移植发展基金会发起"中国器官移植发展培训体系建设项目"（以下简称"培建项目"），旨在建立我国"统一标准、统一体系"的器官移植发展培训建设体系，通过对包括器官移植管理、器官移植临床、器官捐献获取、器官供体识别维护、器官移植伦理等方面标准内容的建设，逐步完善器官捐献与移植的标准化培训体系，促进全国各移植中心器官移植和获取技术的同质化，促进移植医疗服务质量提升，实现器官移植从数量规模型到质量提升型转变，推动我国器官捐献与移植事业的健康、规范、有序发展。2016 年 9 月 30 日原国家卫计委下发《人体器官移植医师培训与认定管理办法（试行）》，明确提出委托有条件的社会组织、单位开展：培训规划设计、编制教学内容及大纲、指导培训基地建设和管理、制定考核标准和要求等。2019 年 12 月 27 日，国家卫健委下发《关于做好人体器官移植医师执业资格认定事中事后监管有关工作的通知》，发布"第一批人体器官移植医师培训基地"名单，要求各省市级卫健委敦促各培训基地按照统一教材开展培训工作，参培医师在基地培训导师指导下，系统学习器官移植临床技术，通过理论联系实践，促进规范化临床诊疗技术推广，提高器官移植医疗服务质量。中国器官移植发展基金会遵循以上文件要求，启动"培建项目"器官移植临床技术教材编写工作并组建编委会，并以中华医学会器官移植学分会组织编写的《中国器官移植临床诊疗技术规范》为蓝本编写了本教材。本教材供人体器官移植医师培训基地及申请人体器官移植医师执业资格的参培医师使用。1.

## 1.1 教材内容

本教材内容分为总论和各论两部分。

### 1.1.1 总论部分

包括器官移植共同的基础理论和临床理论课程，具体内容为：免疫学基础和前沿，免疫耐受与异种移植前沿进展，免疫抑制剂，尸体器官捐献供体的评估、维护和器官保存，器官移植术后感染的预防、诊断和治疗，器官移植术后常见的远期并发症和移植病理学基础等。为了拓展器官移植医师的临床视野，作为了解内容，本部分还介绍了器官移植免疫学、移植免疫耐受、异种移植等前沿进展。

### 1.1.2　各论部分

包括肝脏、肾脏、心脏、肺脏、胰腺和小肠移植，根据参培医师申请，学习相应器官移植诊疗项目的各论部分，内容包括器官移植术的适应证与禁忌证、移植受者的评估和选择、器官供体的评估与选择、移植术、移植围手术期管理、并发症管理、免疫抑制剂应用、移植术后受者的随访，还介绍了器官移植特殊并发症、器官移植病理学等内容，部分章还包括了器官移植影像学的概述。

## 1.2　教学形式

教学形式包括理论教学和临床实践技能培训。

### 1.2.1　理论教学

理论教学包括线上平台授课和线下基地授课两部分，教学内容相同，但侧重不一样。线上平台授课偏重器官移植临床技术的通用性、基础性内容；基地授课偏重器官移植临床诊疗经验与技能提升等内容。线上平台授课内容由本教材编委会教学组负责设计，并委托有资质单位制作多媒体教学视频，由统一培训平台发布课程，学员通过注册登录，实现自我课程管理及学时学分统计。基地授课由培训基地组织实施，采取课程教学、学术活动或临床技术操作的技术指导等形式举行，对应相应的基地授课学时学分，由基地负责统计。

本教材理论教学每学时为 40 分钟，每 2 个学时计 1 学分，各章节按照教学内容的重要性等设置授课学时。理论学习是临床技能实践的基础。

### 1.2.2　临床实践能力培训

参培医师完成线上平台理论学习并获得总论及相应各论要求的学分后，方可申请进入基地，在培训导师指导下，进行不少于 6 个月的临床实践能力培训。临床实践能力培训由各基地医院设计，由统一培训平台发布相关信息，符合申请条件的学员可以按照个人实际情况申请，每次只能申请在一个基地进行培训。参培医师在培训导师的指导下，在基地管理患者、参加手术、病例讨论、教学查房、学术报告等，完成包括器官移植相关的供体评估、维护和供器官获取、修整，受者临床评估与选择、器官移植术和围手术期管理，移植相关并发症的处理和随访，器官移植排斥反应和免疫抑制剂应用等方面临床实践能力培训，并完成国家卫健委人体器官移植医师资格认定所要求的移植手术量和器官获取手术量。其中移植手术量是指以主要术者（上台时间不低于 90% 的手术时间）参加的移植手术量。培训基地和培训导师应保证参培医师在培训周期内能够完成工作量要求，以使其能够胜任器官移植临床工作，并保证参培医师的手术和诊疗过程中的临床安全性和有效性。

临床实践能力培训要求的工作量见下表：

|  | 移植手术量 | 分管病例数 | 器官获取手术量 |
|---|---|---|---|
| 肝脏移植 | 10 | 15 | 5 |
| 肾脏移植 | 15 | 20 | 5 |
| 心脏移植 | 5 | 8 | 5 |
| 肺脏移植 | 8 | 8 | 5 |
| 胰腺移植 | 1 | 2 | 5 |
| 小肠移植 | 1 | 2 | 5 |

## 1.3 考核

参培医师考核包括过程考核和结业考核。

### 1.3.1 过程考核

结业考核的必备条件是培训基地对参训医师培训过程的动态综合评价，内容包括医德医风、出勤情况、日常临床实践能力、培训指标完成情况和参加业务学习情况等。参培医师应在一个培训周期（1年）内修完全部总论及相关各论理论课程并取得全部总学分。临床实践能力考核前必须完成本培训要求的最低工作量要求，完成相应的手术（器官获取、器官修整和器官移植）、围手术期管理、随访等要求，提交相应的证明材料（病历复印件等），并由培训导师填写临床实践技能培训评语，对参培医师的医德医风、理论知识、临床技能及患者管理等方面进行评价，给予综合评定。

### 1.3.2 结业考核

包括理论考核和临床实践能力考核。理论考核采用笔试或线上测试，重点考核掌握内容的学习效果，适当兼顾熟悉和了解内容，掌握、熟悉和了解的试题比例分别占总试题数目的80%、15%和5%。理论考核内容，由本教材编委会考核组负责设计。

临床实践能力采取现场考核方式，由培训基地负责组织，通过现场审核形式评价参培学员的临床实践技能掌握情况。临床实践能力考核应当由3位以上培训导师共同进行现场审核评分，其中至少1人为其他培训基地培训导师。参培医师的导师须回避。

# 第一部分
# 总　　论

# 第2章

# 器官移植免疫学基础

## 2.1 教材内容

　　器官移植是 20 世界最为伟大的医学成就之一。器官移植成为了器官终末期疾病最为有效的治疗手段，对某些器官终末期疾病来说是唯一的治疗手段。近年来，器官移植的发展更为迅猛，适应证在进一步扩大，但仍面临器官来源不足和诸多技术瓶颈。其中，器官移植免疫是最为普遍、对预后影响最大的一个方面。为了更好地理解器官移植排斥反应与抗排斥药物（免疫抑制剂）的作用机制，本章介绍了 T 细胞、B 细胞和 NK 细胞等主要的免疫细胞在器官移植排斥反应中的作用，并结合理论介绍了免疫抑制剂的作用靶点。本章还介绍了器官移植常见的免疫学实验室检查及其应用的原则。以期通过本章的学习，熟悉并掌握免疫系统激活与器官移植预后的影响，对主要的免疫学检测指标能判读，了解其检测的过程和原理；了解异种移植的瓶颈、免疫学机制和研究进展。本章共 5 节，共 10 个理论学时，5 学分。

## 2.2 教学形式

| 序号 | 教学提纲 | 平台授课<br>（学时/学分） | 基地授课<br>（学时/学分） | 总学时 | 学分 |
|---|---|---|---|---|---|
| 1 | T 细胞活化与移植物急性排斥反应 | 1/0.5 | 0/0 | 1 | 0.5 |
| 2 | B 细胞活化与抗体介导排斥反应 | 1/0.5 | 0/0 | 1 | 0.5 |
| 3 | 自然杀伤细胞在移植免疫中的双重作用 | 1/0.5 | 0/0 | 1 | 0.5 |
| 4 | 调节性免疫细胞在移植免疫中的作用 | 1/0.5 | 0/0 | 1 | 0.5 |
| 5 | 器官移植免疫学相关实验室检查 | 3/1.5 | 3/1.5 | 6 | 3 |
| | 总　计 | 7/3.5 | 3/1.5 | 10 | 5 |

### 2.2.1 T 细胞活化与移植物急性排斥反应

　　器官移植是大多数终末期器官功能衰竭的主要治疗方式。移植术后发生的排斥反应是导致移植物失去器官功能的主要原因，预防和逆转急性排斥反应是保证移植成功和提高受者及移植物长期存活率的关键。临床上最常发生的急性排斥反应是急性细胞性排斥，其本质是在异抗原刺激下 T 细胞的活化、白细胞介素 -2（interleukin-2，IL-2）的产生和致敏 T 细胞大量的克隆繁殖。因此，T 细胞的活化与增殖以及 IL-2 与 IL-2R 在移植物急性排斥反应中均发挥着重要的作用。本节主要介绍 T 细胞活化的主要通路与机制。

**1. 课时**

平台授课 1 学时。

**2. 教学内容**

（1）T 细胞活化与增殖的免疫学机制。
（2）T 细胞参与移植物急性排斥反应的免疫学机制。

**3. 教学目标**

**掌握内容**

（1）T 细胞活化的第一信号和第二信号。
（2）IL-2、IL-2R 参与 T 细胞活化的免疫学基础。
（3）IL-2、IL-2R 急性排斥反应。

**熟悉内容**

（1）T 细胞识别抗原的机制。
（2）T 细胞亚群与急性细胞性排斥反应。
（3）T 细胞介导排斥反应的分子机制。

**了解内容**

（1）T 细胞介导移植物损伤的免疫学机制。
（2）第二信号（共刺激信号）对于 T 细胞活化的作用。

**4. 重点、难点问题**

重点是理解 T 细胞识别抗原并活化的过程和免疫学机制，难点是理解 T 细胞活化的第一信号和第一信号以及 IL-2 信号的不同作用，T 细胞介导移植物急性排斥反应引起免疫损伤的机制以及相关免疫抑制剂作用靶点。

**5. 思考题**

（1）免疫诱导方案中主要针对的是哪些细胞活化通路？
（2）器官移植术前进行免疫诱导的意义是什么？如何进行方案选择？
（3）免疫抑制维持方案中针对的是哪些细胞机制？

### 2.2.2　B 细胞活化与抗体介导排斥反应

20 世纪 90 年代以前，人们普遍认为移植排斥反应主要由细胞免疫所介导。近年来，抗体介导的体液免疫理论在移植排斥反应过程中的作用重新得到重视，B 细胞是体液免疫的核心。B 细胞活化的过程非常复杂且精确，有众多调控因子参与。B 细胞产生抗体诱导的效应机制包括补体依赖途径和非补体依赖途径的抗体依赖细胞毒性、炎症细胞的募集反应和补体依赖的吞噬作用。最终的病理反应为血小板激活和血栓形成、平滑肌和内皮细胞的病理性增殖、体液和细胞侵袭损伤内皮细胞进而导致组织损伤。本节介绍了 B 细胞的发育、主要膜分子表达和活化以及抗体产生的过程，另外还包括供者特异性抗体参与抗体介导排斥反应的过程和机制。

**1. 课时**

平台授课 1 学时。

**2. 教学内容**

（1）B 细胞的发育及其表面分子标志。
（2）B 细胞活化至产生抗体的过程。
（3）供者特异性抗体参与抗体介导排斥反应免疫学机制。
（4）B 细胞与移植免疫的前沿热点。

**3. 教学目标**

**掌握内容**

（1）抗体介导排斥反应损伤移植物的分子机制。
（2）抗体生成与移植物排斥反应。
（3）MIC 基因与移植物排斥反应。

**熟悉内容**

（1）B 细胞活化的免疫学机制。
（2）B 细胞活化与抗体介导排斥反应。

**了解内容**

（1）B 细胞的发育及其表面标志。
（2）调节性 B 细胞参与调节免疫反应的机制。
（3）B 细胞与移植免疫的前沿问题。

**4. 重点、难点问题**

本节的重点是 B 细胞活化的分子机制，初始 B 细胞活化和记忆性 B 细胞活化的异同点。供者特异性抗体介导排斥反应对供器官的损伤机制。难点是理解 B 细胞在 Th 细胞辅助下识别抗原并活化到产生抗体的过程以及供者特异性抗体的产生与抗体介导排斥反应发生的机制。

### 5. 思考题

（1）DSA 损伤供体器官的途径和机制？
（2）抗体介导排斥反应治疗过程中分别针对的免疫学机制？
（3）临床上对于抗体介导排斥反应的治疗可以针对哪些过程？

## 2.2.3 自然杀伤细胞在移植免疫中的双重作用

自然杀伤（natural killer，NK）细胞是天然免疫系统的主要效应细胞，是机体三大类淋巴样细胞之一，位于机体免疫防御体系的第一线，具有广泛的生物学功能。NK 细胞不需要预先刺激即可识别肿瘤细胞和病毒感染的细胞。在移植领域，研究证实 NK 细胞既可促使移植物发生急性和慢性排斥反应，也具有诱导移植免疫耐受和促使移植物存活的作用。本文重点介绍 NK 细胞与移植排斥反应和免疫耐受关系的最新进展。

### 1. 课时

平台授课 1 学时。

### 2. 教学内容

（1）NK 细胞发育及其表面分子标志。
（2）NK 细胞与移植排斥反应。
（3）NK 细胞与巨细胞病毒感染。
（4）NK 细胞与移植免疫耐受。
（5）NK 细胞与 DC 细胞间的相互作用。
（6）NK 细胞与 T 细胞间的相互作用。
（7）NK 细胞与 Treg 间的相互调节作用。

### 3. 教学目标

**熟悉内容**

（1）NK 细胞表面标志与发育过程。
（2）NK 细胞识别模式。

**了解内容**

（1）NK 细胞与移植排斥反应。
（2）NK 细胞与移植免疫耐受。
（3）NK 细胞与 DC 细胞间的相互作用。
（4）NK 细胞与 T 细胞间的相互作用。
（5）NK 细胞与 Treg 间的相互调节作用。
（6）NK 细胞与巨细胞病毒感染。

**4. 重点、难点问题**

NK 细胞参与抗体介导排斥反应的分子机制和研究进展；NK 细胞与多种免疫细胞相互作用参与移植免疫耐受的研究进展。

**5. 思考题**

（1）NK 细胞参与抗体介导排斥反应损伤供体器官的途径和机制？

（2）NK 细胞与其他免疫细胞相互作用在免疫耐受诱导过程中的作用？

## 2.2.4　调节性免疫细胞在移植免疫中的作用

近年来，调节性 T 细胞的基础和临床研究方兴未艾，从调节性 T 细胞的鉴定、分选、体外扩增到临床应用研究取得了许多突破性进展，激发了人们对调节性 B 细胞和调节性树突状细胞的极大兴趣。最近的研究发现，在体内多种免疫调节细胞及其表达的免疫相关分子的相互作用是免疫调控与诱导移植免疫耐受的细胞学基础。调节性 T 细胞、调节性 B 细胞和调节性树突状细胞之间存在着广泛的联系，在自身免疫性疾病和移植后排斥反应的发生和发展过程中发挥负性调控作用。

**1. 课时**

平台授课 1 学时。

**2. 教学内容**

（1）调节性 T 细胞与移植免疫。

（2）调节性 B 细胞与移植免疫。

（3）调节性树突状细胞与移植免疫。

（4）调节性 NK 细胞与移植免疫。

（5）调节性免疫细胞间的相互作用与移植免疫。

（6）调节性免疫细胞的临床应用研究。

**3. 教学目标**

**了解内容**

（1）调节性 T 细胞与移植免疫。

（2）调节性 B 细胞与移植免疫。

（3）调节性树突状细胞与移植免疫。

（4）调节性 NK 细胞与移植免疫。

（5）调节性免疫细胞间的相互作用与移植免疫。

（6）调节性免疫细胞的临床应用研究。

### 4. 重点、难点问题

调节性细胞参与移植免疫耐受诱导的研究进展。

### 5. 思考题

（1）调节性免疫细胞抑制移植排斥反应的途径和机制？
（2）调节性免疫细胞诱导移植免疫耐受的前景？

## 2.2.5　器官移植免疫学相关实验室检查

器官移植术后，受者的免疫系统会针对移植物的供者抗原启动免疫应答，即排斥反应。能够引发移植排斥反应的抗原又被称为组织相容性抗原。在同种异体器官移植术中，引发同种异体免疫反应的同种异型抗原包括人类主要组织相容性抗原（MHC），即人类白细胞抗原（human leukocyte antigen，HLA）、ABO 血型抗原、性染色体和常染色体分别编码的次要组织相容性抗原、内皮细胞抗原等组织特异性抗原等。组织配型是评价供受者之间组织相容程度方法的总称。理想的组织配型方法是能够通过囊括所有同种异型抗原和相关的效应分子，涉及排斥反应发生的各种识别和效应机制，涵盖移植后排斥反应的不同时程，实现预测并指导临床预防排斥反应发生的实验方法。

### 1. 课时

平台授课 3 学时；临床实践 3 学时。

### 2. 教学内容

（1）人类白细胞抗原检查。
（2）HLA 血清学分型。
（3）群体反应性抗体检测。
（4）组织配型策略。

### 3. 教学目标

**掌握内容**

（1）器官移植常用免疫学检查的方法。
（2）群体反应性抗体检测的意义。
（3）组织配型的意义。

**熟悉内容**

（1）HLA 血清学监测的常用方法。
（2）组织配型的常用方法。

**了解内容**

常用免疫学监测技术。

## 4. 重点、难点问题

HLA 血清型和基因型在组织配型中的应用，供者特异性抗体检测的方法和应用。

## 5. 思考题

（1）移植术前常用免疫检测技术及其意义？

（2）组织配型技术和方法的进展对临床移植预后的影响？

# 第 3 章

# 移植免疫耐受

## 3.1　教材内容

免疫耐受（immune tolerance）是指机体免疫系统接受某种抗原后产生的特异性免疫无反应状态。免疫系统成熟的受者在没有免疫抑制剂作用下（停用免疫抑制剂 1 年以上）接受 MHC 不匹配供者器官移植物的状态称为移植免疫耐受（transplantation tolerance）或操作性免疫耐受（operational tolerance）。器官移植后，在不应用免疫抑制措施情况下，移植物长期地、健康地、有功能地存活的免疫耐受状态是国内外移植工作者共同追求的最高目标，被称为移植领域的圣杯（the holy grail）。本章主要介绍免疫耐受的概念、诱导机制和目前在实验的主要诱导方案，以及免疫耐受的分子标志进展，以期使培训医师对免疫耐受诱导有基本的认识，了解可能的机制和未来可能的进展，并熟悉现在正在实践的几种诱导方案。本课程共 4 节内容，4 个学时，2 学分。

## 3.2　教学形式

| 序号 | 教学提纲 | 平台授课（学时/学分） | 基地授课（学时/学分） | 总学时 | 学分 |
|---|---|---|---|---|---|
| 1 | 移植免疫耐受的概念以及诱导方法 | 1/0.5 | 0/0 | 1 | 0.5 |
| 2 | 诱导和维持移植免疫耐受的方法和临床方案 | 1/0.5 | 0/0 | 1 | 0.5 |
| 3 | 树突状细胞与器官移植免疫耐受 | 1/0.5 | 0/0 | 1 | 0.5 |
| 4 | 干细胞与器官移植免疫耐受 | 1/0.5 | 0/0 | 1 | 0.5 |
| | 总　计 | 4/2 | 0/0 | 4 | 2 |

### 3.2.1　移植免疫耐受的概念以及诱导机制

移植免疫耐受是在给予受者短期免疫抑制治疗，当停止免疫抑制剂后能够达到免疫耐受状态。体外研究证明，达到移植免疫耐受的移植受者的 T 细胞仍然对供者抗原具有反应性，但对供者移植物并没有表现临床排斥现象。免疫耐受可分为完全免疫耐受和部分免疫耐受或几乎免疫耐受。当移植受者仅在低剂量免疫抑制剂维持治疗下即可避免急性排斥反应和慢性移植物失功的状态称为几乎免疫耐受。完全免疫耐受在器官移植临床中非常少见，但肝脏移植、肾脏移植和心脏移植中均已有报道。肝脏移植免疫耐受更为常见，肾脏移植免疫耐受较少见。本节介绍免疫耐受的基本概念和诱导机制。

**1. 课时**

平台授课 1 学时。

**2. 教学内容**

（1）移植免疫耐受的概念。
（2）移植免疫耐受的诱导机制。
（3）临床免疫诱导方案。
（4）移植免疫耐受的标志物"指纹"（fingerprints）。

**3. 教学目标**

**掌握内容**

免疫耐受的概念。

**熟悉内容**

免疫耐受的诱导方案。

**了解内容**

（1）移植免疫耐受诱导免疫耐受的机制。
（2）免疫耐受分子标志。

**4. 重点、难点问题**

免疫耐受的概念和现在免疫耐受诱导的方案。

**5. 思考题**

（1）免疫耐受的免疫学机制有哪些？
（2）非嵌合体诱导方案的优点？

### 3.2.2　诱导和维持免疫耐受的机制

临床诱导抑制免疫耐受的机制主要分为诱导中央型免疫耐受和诱导周围型免疫耐受，根据免疫耐受的诱导机制，临床上发展出了多种免疫耐受的试验方案，有一部分已经从基础研究逐渐走向了临床应用，取得了非常重要的进展。

**1. 课时**

平台授课1学时。

**2. 教学内容**

（1）临床诱导移植免疫耐受的机制。
（2）诱导和维持免疫免疫耐受方案。
（3）目前临床免疫诱导方案。

**3. 教学目标**

**掌握内容**

免疫耐受的概念。

**熟悉内容**

免疫耐受的诱导方案。

**了解内容**

（1）诱导中央型免疫耐受的方法。
（2）诱导周围型免疫耐受的方法。
（3）建立异基因骨髓嵌合体诱导耐受的方法。
（4）阻断第二信号诱导耐受的方法。
（5）转基因技术诱导耐受的方法。
（6）临床临床免疫耐受诱导方案。

**4. 重点、难点问题**

免疫耐受的概念和现在免疫耐受诱导的方案。

**5. 思考题**

（1）临床移植领域诱导免疫耐受的应用前景？
（2）移植免疫耐受诱导的进展？

### 3.2.3 树突状细胞与器官移植免疫耐受

树突状细胞（dendritic cell，DC）是人体内功能最强的专职抗原呈递细胞，在器官移植后排斥反应过程中发挥着关键性作用。DC是一群异质性细胞，不同发育阶段、不同部位和不同来源的DC在细胞表型和功能上均存在很大的差异。成熟DC能够诱导分泌特定细胞因子的效应性T细胞生成。未成熟DC是人体内DC的主要存在状态，具有较弱的T细胞活化功能，但能分泌抑制性细胞因子，诱导免疫耐受。此外，许多研究报道了一种调节性树突细胞，这种细胞具有很强的免疫抑制功能。本节介绍了 DC 的分类以及参与免疫耐受诱导的机制等内容。

### 1. 课时

平台授课 1 学时。

### 2. 教学内容

（1）DC 的分类与发育。
（2）DC 的诱导免疫耐受的特性。
（3）DC 诱导免疫耐受的机制。
（4）DC 的免疫耐受诱导特性在器官移植领域的潜在应用。

### 3. 教学目标

**了解内容**

（1）DC 的分类与发育。
（2）DC 诱导免疫耐受的特性。
（3）DC 诱导免疫耐受的机制。
（4）DC 的免疫耐受诱导特性在器官移植领域的潜在应用。

### 4. 重点、难点问题

重点在于了解 DC 的分类与不同的免疫学潜能，DC 通过与 T 细胞相互作用诱导免疫耐受的机制以及未来 DC 应用与临床免疫诱导的可能性。难点在于理解 DC 对于排斥反应的双向诱导特性和免疫调节性，DC 未来可能应用于临床免疫耐受诱导的途径。

### 5. 思考题

（1）DC 对于排斥反应的启动？
（2）DC 诱导免疫耐受的可能靶点和用途？

## 3.2.4　干细胞与实体器官移植免疫耐受

干细胞（stem cell）是未分化的多能性前体细胞，能够转化为具有特殊功能的成熟细胞。所有干细胞之间的一个共同特征是它们具有广泛的自我更新和分化的能力。根据其发育阶段，干细胞可分为胚胎干细胞（embryonic stem cell，ESC）和成体干细胞（adult stem cell，ASC）。胚胎干细胞包括 ES 细胞（embryonic stem cell）、EG 细胞（embryonic germ cell）。胚胎干细胞可来源于畸胎瘤细胞（EC）、桑葚球细胞（ES）、囊胚内细胞团（ES）、拟胚体细胞（ES）、生殖原基细胞（EG）等。当受精卵分裂发育成囊胚时，将内细胞团（inner cell mass）分离出来进行培养，在一定条件下，这些细胞可在体外"无限期"地增殖传代，同时还保持其全能性，因此被称为胚胎干细胞。成体干细胞包括神经干细胞（neural stem cell，NSC）、造血干细胞（hematopoietic stem cell，HSC）、骨髓间充质干细胞（mesenchymal stem cell，MSC），表皮干细胞（epidermal stem cell）等。按其分化潜能的大小，有的将干细胞分为全能干细胞（totipotent stem cell）、单能干细胞（embryonic stem cell）和多能干细胞（multipotent stem cell）三类，有的分为全能干细胞、万能干细胞、多能干细胞和专一性干细胞。本节介绍了 DC 的分类以及其参与免疫耐受诱导的机制等内容。

### 1. 课时

平台授课 1 学时。

### 2. 教学内容

（1）干细胞的分类。
（2）干细胞应用研究与器官移植免疫耐受诱导。
（3）干细胞诱导耐受的机制。

### 3. 教学目标

**了解内容**

（1）干细胞的分类。
（2）干细胞应用于器官移植的研究进展。
（3）干细胞诱导耐受的机制。

### 4. 重点、难点问题

重点在于了解干细胞的分类与干细胞应用于器官移植的研究历史。难点在于理解干细胞的免疫调节功能以及干细胞未来可能应用于临床免疫耐受诱导的途径。

### 5. 思考题

干细胞诱导免疫耐受的可能靶点和用途？

# 第 4 章

# 异 种 移 植

## 4.1　教材内容

异种移植系指不同种类动物的器官（组织或细胞）进行移植或移植给人类。近年来，器官移植已成为治疗器官功能衰竭的最有效的方法，使长期以来临床上许多不可治性疾病得到了有效的治疗。越来越多的患者被治愈，越来越多的患者看到了希望，并积极加入了等待移植的行列，但由此带来的器官短缺的问题也越来越突出。从 2015 年 1 月 1 日起，公民逝世后自愿器官捐献成为器官移植使用的唯一渠道。近几年我国器官捐献人数和移植数目均呈快速上升的趋势，2018 年位居世界第二位。然而，还是不能从根本上满足越来越多的临床需求。因此，人们一直在探索利用动物器官解决人类器官短缺的问题，近年来的实验研究取得了一定的进展。特别是基因编辑和免疫领域技术的进步更为异种移植的可能性提供了有力的支持，异种移植越来越受到移植学家的重视。但是，异种移植的临床应用仍然存在诸多难以克服的障碍，除超急性排斥反应、急性血管性排斥反应和细胞介导的排斥反应外，分子不相容性和异种移植受者的病毒感染风险也是影响异种移植成功的巨大障碍，且相互之间存在一定的相关性。

本章主要介绍异种移植的概念、影响异种移植临床应用前景的一些障碍以及克服这些障碍的研究进展，以期使培训医师对异种移植有基本的认识，了解可能的机制和当前的进展，并熟悉其临床应用的主要障碍。本章课程共 5 节，6 个学时，3 学分。

## 4.2　教学形式

| 序号 | 教学提纲 | 平台授课（学时/学分） | 基地授课（学时/学分） | 总学时 | 学分 |
|------|---------|---------------------|---------------------|--------|------|
| 1 | 临床异种移植的历史回顾 | 1/0.5 | 0/0 | 1 | 0.5 |
| 2 | 异种移植超急性排斥反应 | 1/0.5 | 0/0 | 1 | 0.5 |
| 3 | 异种移植急性血管性排斥反应 | 1/0.5 | 0/0 | 1 | 0.5 |
| 4 | 异种移植急性细胞性排斥反应 | 1/0.5 | 0/0 | 1 | 0.5 |
| 5 | 异种器官移植与病毒感染 | 2/1 | 0/0 | 2 | 1 |
| | 总　计 | 6/3 | 0/0 | 6 | 3 |

### 4.2.1　临床异种移植历史回顾

1964 年，Reemtsma 等首次报告了黑猩猩供肾给人类的异种肾脏移植。1 例受者发生了排斥反应，经糖皮质激素治疗后逆转；另 1 例受者肾功能正常存活，但 9 个月后死于免疫抑制剂的不良反应。这些成绩在当时引起医学界的轰动，说明异种移植物的长期有功能存活具有可行性。人们开始探索探索利用异种器官扩大人类临床移植器官池的可能性。本节回顾临床异种移植研究的历史，介绍重要的研究进展。

**1. 课时**

平台授课 1 学时。

**2. 教学内容**

临床异种移植的历史回顾。

**3. 教学目标**

**掌握内容**

异种移植的概念。

**了解内容**

异种移植的研究进展。

**4. 重点、难点问题**

临床异种移植的进展。

**5. 思考题**

临床异种移植供体的选择？

### 4.2.2　异种移植超急性排斥反应

早期实验证实，种系相关较远动物之间的血管化大器官移植均会立即受到超急性排斥反应（Hyperacute rejection，HAR）的破坏。此种排斥反应的组织学以血管内血栓和血管间出血为主要特征。因为此种排斥与当时所认识到的 ABO 血型不合的同种异体移植（或者其他存在预形成抗体的患者）的排斥反应相似，所以学者们认为此种排斥反应主要是抗体介导机制。在进一步的大量种系组合之间的异种移植研究发现，在种系之间差距较大的情况下，一定会发生超急性排斥反应。本节从异种移植 HAR 发生的临床特点、分子机制和当前的研究进展等方面进行介绍。

**1. 课时**

平台授课 1 学时。

**2. 教学内容**

（1）异种移植超急性排斥反应的分子机制。
（2）异种移植超急性排斥反应的防治措施。

**3. 教学目标**

**熟悉内容**

异种移植超急性排斥反应的概念。

**了解内容**

（1）HAR 分子机制。
（2）结合异种移植物自然抗体的抗原。
（3）与 α-Gal 抗原决定簇结合的抗体。
（4）HAR 过程中内皮细胞的活化的作用。
（5）HAR 过程中补体和补体调节蛋白的作用。
（6）预防 HAR 的研究进展。

**4. 重点、难点问题**

重点在于了解异种移植物进入临床应用的主要障碍是 HAR，了解 HAR 的分子机制，当前预防 HAR 的研究进展和可能的研究方向。

**5. 思考题**

（1）临床异种移植发生 HAR 的临床表现？
（2）如何避免发生 HAR？

### 4.2.3 异种移植急性血管性排斥反应

人们发现，HAR 所引起的异种移植物损伤可通过应用补体抑制因子预防，提示补体在异种移植 HAR 中所起的关键作用，可以通过抑制补体介导的损伤延长移植物的生存。但人们很快发现，即使使用了抗补体疗法，还是会发生排斥反应，且此种排斥反应的临床和病理学特点在许多方面却与 HAR 有明显区别。因其以血管损害为主要特征，故称其为急性血管性排斥反应（acute vascular rejection，AVR）。AVR 在异种移植中是必然要发生的病理学反应，是影响异种移植成功的又一巨大的障碍。本节介绍 AVR 的分子机制和预防、治疗的研究进展。

器官移植临床技术（教学大纲）

**1. 课时**

平台授课 1 学时。

**2. 教学内容**

（1）异种移植急性血管性排斥反应分子机制。
（2）异种移植急性血管性排斥反应的病理生理学特点。
（3）异种移植急性血管性排斥反应的动物模型。
（4）异种移植急性血管性排斥反应的防治策略。

**3. 教学目标**

**了解内容**

（1）异种移植急性血管性排斥反应分子机制。
（2）异种移植急性血管性排斥反应的病理生理学特点。
（3）异种移植急性血管性排斥反应的动物模型。
（4）异种移植急性血管性排斥反应的防治策略。

**4. 重点、难点问题**

重点在于了解 AVR 对于异种移植临床应用的影响，AVR 的分子机制，当前预防 AVR 的研究进展和可能的防治策略。

**5. 思考题**

临床异种移植急性血管性排斥反应的分子机制和可能的防治靶点？

## 4.2.4　异种移植急性细胞性排斥反应

与异种移植物 AVR 相比，异种移植物细胞性排斥反应机制的研究尚不够深入。这是由于异种移植物体液性排斥反应发生迅速且强度大，使得非协调性异种移植物难以存活足够长的时间用于研究细胞免疫机制。而且，以往小鼠细胞体外异种反应的研究错误地认为非协调性异种移植物细胞免疫排斥反应较异基因同种移植物及协调性异种移植细胞性排斥反应弱。这是由于一些小鼠细胞表面分子与非协调性异种细胞（人、猪）表面的配体无法进行适当的相互作用所致。与此相反，在与临床异种移植关系最为密切的种属组合（如猪－人）中，这些细胞表面分子的相互作用似乎不受影响，而且体外异种细胞免疫反应相当于或更强于异基因同种细胞免疫反应。异种移植细胞性排斥反应非常强烈，常用于异基因同种移植的非特异性免疫抑制剂是难以控制的。因此，许多学者认为诱导受体对抗原性最强的异种移植物分子产生特异性免疫不反应是很有必要的。本节从异种移植细胞性排斥反应的分子机制、特点、人抗猪细胞性排斥反应以及异种移植细胞性排斥反应的治疗进展、异种器官移植物的生理功能与分子不相容性等方面进行介绍。

**1. 课时**

平台授课 1 学时。

**2. 教学内容**

（1）异种移植急性细胞性排斥反应。
（2）人抗猪细胞性排斥反应。
（3）异种移植细胞性排斥反应的治疗策略。
（4）异种器官移植物的生理功能与分子不相容性。

**3. 教学目标**

**了解内容**

（1）异种移植急性细胞性排斥反应。
（2）人抗猪细胞性排斥反应。
（3）异种移植细胞性排斥反应的治疗策略。
（4）异种器官移植物的生理功能与分子不相容性。

**4. 重点、难点问题**

本节的重点在于了解异种移植急性细胞性排斥反应与同种异体器官移植的异同点，并认识异种移植临床应用中预防急性细胞性排斥反应的研究方向和研究进展。

**5. 思考题**

临床异种移植临床应用时如何预防急性细胞性排斥反应？

## 4.2.5　异种器官移植与病毒感染

众所周知，同种异体移植具有传播感染性疾病的风险。然而，与同种移植不同，异种移植有导致患者感染未知病原体的潜在危险。近几年的研究发现，基因编辑技术和免疫抑制药物显著延长猪供肾脏、心脏和胰岛等的生存时间，免疫排斥反应一定程度上得到了控制，异种器官移植潜在的病原体感染逐渐引起了人们的重视。这将可能影响到患者的家庭、朋友以及移植中心的医务人员，甚至对整个社会造成危害。从理论上说，通过无病原环境的封闭饲养、剖宫产技术及严格的检疫措施，可以保证绝大部分外源性（在动物之间互相感染）病原体在异种器官移植前被排除。然而，猪的基因组内还存在内源性逆转录病毒序列，它的潜在致病性一直是研究的热点，近几年也取得了突破性的进展。

**1. 课时**

平台授课 2 学时。

**2. 教学内容**

异种器官移植与病毒感染。

**3. 教学目标**

**了解内容**

（1）猪的外源性病毒对临床移植的影响。
（2）猪的内源性逆转录病毒对临床移植的影响。

**4. 重点、难点问题**

本节的重点在于了解影响临床异种移植的猪的外源性病毒性感染风险及其防治策略，了解猪的内源性逆转录病毒的特点以及对未来猪器官应用的潜在影响，目前的研究进展与预防策略等。

**5. 思考题**

猪的内源性逆转录病毒可以通过哪些方法加以预防？

# 第5章

# 器官移植免疫抑制剂临床应用

## 5.1 教材内容

　　器官移植是迄今治疗终末期器官功能衰竭最为理想的手段。如何提高移植物和移植受者的长期存活率是移植学研究的主要课题，免疫抑制剂的研究更是占据着重要的地位，而免疫抑制剂是一把"双刃剑"，一面是其抗排斥反应对移植器官的保护，另一面则是其不良反应对移植受者的危害。

　　免疫抑制剂是一类对机体的免疫反应具有抑制作用的药物，能抑制与免疫反应相关细胞（主要是 T 细胞和 B 细胞）的增殖和功能，降低免疫应答。由于各种免疫抑制剂的作用机制不同且其不良反应的程度多与使用剂量有关，因此针对移植排斥反应发生的不同靶点和关键步骤常采用多种免疫抑制剂联合的方案，这样既可协同增强免疫抑制效果，又可降低各种免疫抑制剂的剂量和用药不良反应事件的发生率。合理的免疫抑制方案是最大程度发挥其抗排斥反应作用的同时减少其不良反应并保障移植受者长期高质量生存的重要基础。本章的学习旨在熟悉免疫抑制剂的作用机制，掌握其应用原则，规范其临床应用，提升移植质量。本章课程共 5 节内容，21 学时，10.5 学分。

## 5.2 教学形式

| 序号 | 教学提纲 | 平台授课<br>（学时/学分） | 基地授课<br>（学时/学分） | 总学时 | 学分 |
|---|---|---|---|---|---|
| 1 | 器官移植免疫诱导药物 | 1/0.5 | 2/1 | 3 | 1.5 |
| 2 | 器官移植维持期免疫抑制剂 | 2/1 | 4/2 | 6 | 3 |
| 3 | 器官移植常用免疫抑制方案 | 2/1 | 4/2 | 6 | 3 |
| 4 | 器官移植免疫抑制剂血药浓度监测 | 1/0.5 | 2/1 | 3 | 1.5 |
| 5 | 器官移植药物性肝肾损伤 | 1/0.5 | 2/1 | 3 | 1.5 |
| | 总　计 | 7/3.5 | 14/7 | 21 | 10.5 |

## 5.2.1　器官移植免疫诱导药物

排斥反应是影响同种异体器官移植术后移植器官长期存活的独立危险因素，移植后早期发生急性排斥反应的风险较高，而免疫诱导治疗的目的就是针对这一关键时期提供高强度的免疫抑制，从而有效减少急性排斥反应的发生，提高移植手术成功率。诱导通常是在术前或术中开始，术后数日内结束。诱导治疗并非受者免疫抑制治疗的必不可少的部分，依据器官移植的种类而有所不同。临床药理学上将诱导治疗用药分为两类，即多克隆抗体和单克隆抗体。本节主要介绍免疫诱导治疗用药的分类、作用机制、临床应用和不良反应等。

### 1. 课时

平台授课 1 学时，基地授课 2 学时。

### 2. 教学内容

器官移植常用免疫诱导用药的作用机制、临床应用和不良反应。

### 3. 教学目标

**掌握内容**

（1）免疫诱导用多克隆抗体的作用机制、临床应用和不良反应。
（2）免疫诱导用单克隆抗体的作用机制、临床应用和不良反应。

**熟悉内容**

常用免疫诱导用药的不良反应及预防。

**了解内容**

（1）免疫诱导用药的作用机制。
（2）不良反应发生的机制。

### 4. 重点、难点问题

常用免疫诱导用药的作用机制、治疗方案选择和不良反应监测等。

### 5. 思考题

（1）肾脏移植常用免疫诱导方案中不同种类抑制剂的作用机制？
（2）器官移植术前进行免疫诱导的意义和方案选择？
（3）免疫诱导方案选择需要考虑的因素？

## 5.2.2　器官移植维持期免疫抑制剂应用

器官移植维持期免疫抑制剂的应用是预防急性排斥反应。在预防排斥反应与免疫抑制

剂逐步减少剂量方面获取平衡,以获得受者和移植物的长期存活。目前常用的药物有 4 类:
① CNI,包括环孢素（ciclosporin,CsA）和他克莫司（tacrolimus,FK506）;②抗细胞增殖类药物,包括硫唑嘌呤（azathioprine,AZA）、吗替麦考酚酯（mycophenolate mofetil,MMF）、麦考酚钠肠溶片（enteric-coated mycophenolate sodium,EC-MPS）、咪唑立宾（mizoribine,MZR）和来氟米特（leflunomide,LEF）;③哺乳动物雷帕霉素靶蛋白抑制剂（mammalian target of rapamycin inhibitor,mTORi）西罗莫司（sirolimus,SRL）;④糖皮质激素。本节介绍常用免疫抑制剂的作用机制、药物相互作用、不良反应和药物治疗监测等内容,以期规范临床免疫抑制剂的应用,提高免疫移植治疗的效果,减少不良反应和并发症等。

### 1. 课时

平台授课 2 学时;基地授课 4 学时。

### 2. 教学内容

（1）器官移植维持期常用免疫抑制剂的作用机制、临床应用和不良反应。
（2）临床免疫抑制治疗药物相互作用。

### 3. 教学目标

#### 掌握内容

（1）糖皮质激素的作用机制、分类和临床应用。
（2）环孢素的作用机制、临床应用和治疗监测。
（3）他克莫司的作用机制、临床应用和治疗监测。
（4）吗替麦考酚酯的作用机制和临床应用。
（5）麦考酚钠肠溶片的作用机制和临床应用。
（6）西罗莫司的作用机制和临床应用。

#### 熟悉内容

（1）咪唑立宾的作用机制和临床应用。
（2）来氟米特的作用机制和临床应用。
（3）硫唑嘌呤作用机制和临床应用。
（4）常用免疫抑制剂的常见不良反应及其临床表现,不良反应的预防和处理方法。

#### 了解内容

（1）常用免疫抑制剂的靶点和作用机制。
（2）常用免疫抑制剂与其他药物的相互作用。
（3）免疫抑制剂不良反应发生的机制。

### 4. 重点、难点问题

常用免疫抑制剂的作用机制、药物相互作用和不良反应的监测和处理等。

**5. 思考题**

（1）常用免疫抑制治疗方案中不同种类抑制剂的作用机制？
（2）免疫抑制维持方案选择需要考虑的因素？

### 5.2.3　器官移植常用免疫抑制方案

器官移植受者免疫抑制方案应用的基本原则包括：①在有效预防排斥反应的前提下，尽量减少不良反应；②采用免疫抑制剂联合用药方案，利用免疫抑制剂协同作用，增加药物的免疫抑制效果，同时减少各种药物的剂量，降低其不良反应；③遵循个体化的用药原则，制定个体化的用药方案，即根据不同的个体或同一个体不同时段以及个体对药物的顺应性和不良反应调整用药种类和剂量；④由于存在个体的药代动力学差异，某些药物（如CNI类）需要通过监测血药浓度来调整用量；⑤关注药物间相互作用以平衡其免疫强度，从而降低受者因免疫功能降低所致的继发感染和肿瘤的发生率。

为移植受者制定合理的免疫抑制方案应结合供受者组织配型的免疫学特点、供受者器官匹配程度、供受者年龄、供器官缺血–再灌注损伤程度、受者依从性以及个体对药物的敏感性和不良反应等因素进行综合评估。

免疫抑制方案在各种器官移植及联合移植（胰肾、肝肾等联合移植）虽有不同，但基本原则却大同小异，包括免疫诱导方案、维持方案和排斥反应治疗方案，本节以肾脏移植为例介绍常用的免疫诱导、免疫维持期的药物应用方案。

**1. 课时**

平台授课2学时；基地授课4学时。

**2. 教学内容**

（1）器官移植常用免疫抑制方案选择的原则。
（2）肾脏移植常用免疫诱导方案。
（3）肾脏移植常用免疫维持方案。
（4）肾脏移植急性排斥反应冲击治疗方案。

**3. 教学目标**

**掌握内容**

（1）器官移植常用免疫抑制方案选择的原则。
（2）肾脏移植常用免疫诱导方案。
（3）肾脏移植足量CNI三联免疫抑制方案。
（4）肾脏移植急性排斥反应冲击治疗方案。

**熟悉内容**

（1）常用免疫抑制方案的注意事项。

（2）无 CNI 免疫维持方案的应用原则。

（3）减量 CNI 免疫抑制维持方案的应用原则。

**了解内容**

（1）CNI 类药物相互间转换方案。

（2）CNI 转换 SRL 治疗的用法、用量及目标血药浓度。

### 4. 重点、难点问题

常用免疫抑制维持治疗方案的选择原则，血药浓度监测和调整等。

### 5. 思考题

（1）肾脏移植常用免疫抑制治疗方案的选择应考虑哪些因素？

（2）何种情况下需考虑 CNI 类药物转换其他药物？

## 5.2.4　器官移植免疫抑制剂血药浓度监测

免疫抑制剂血药浓度监测意义重大，其检测的数据受多种因素影响：①受者因素，术后时间、状态、术后用药尤其是增加或降低其他免疫抑制剂；②检测设备的性能和检测方法；③各个移植中心检验质控体系。在分析受者的免疫抑制剂血药浓度时应结合以上因素综合考虑。免疫抑制剂的治疗窗较窄，影响血药浓度的因素较多，需要对血药浓度进行严密的监测，以保证疗效并减少不良反应。本节介绍器官移植免疫抑制剂监测的方法、意义和监测内容等，旨在优化免疫抑制剂的临床应用，减少免疫抑制剂相关并发症，保证移植受者的安全。

### 1. 课时

平台授课 1 学时；基地授课 2 学时。

### 2. 教学内容

临床常用免疫抑制剂血液浓度监测的意义、方法和血药浓度监测的内容和要求。

### 3. 教学目标

**掌握内容**

（1）环孢素血药浓度监测的临床意义、监测频率和目标血药浓度。

（2）他克莫司血药浓度监测的临床意义、监测频率和目标血药浓度。

**熟悉内容**

（1）霉酚酸类衍生物血药浓度监测的临床意义、影响 MPA 清除的因素。

（2）西罗莫司血药浓度监测的临床意义、监测频率和目标血药浓度。

**了解内容**

（1）环孢素血药浓度检测方法。
（2）他克莫司血药浓度检测方法。
（3）霉酚酸类衍生物血药浓度检测方法。
（4）西罗莫司血药浓度检测方法。

### 4. 重点、难点问题

常用 CNI 免疫抑制剂血药浓度监测的内容和注意事项，MPA 类药物血药浓度监测的意义和注意事项。

### 5. 思考题

（1）肾脏移植术后霉酚酸类衍生物血药浓度监测的意义和要求？
（2）肾脏移植术后 CNI 类血药浓度调整的依据？

## 5.2.5 器官移植药物性肝肾损伤

器官移植受者（尤其是肾脏移植受者）常联合应用多种药物，加之受者自身的遗传因素、非遗传因素以及环境因素等作用，可导致药物性肝损伤（drug-induced liver injury，DILI）和药物性肾损伤（drug-induced kidney injury，DKI）。其中，CNI 类药物是最主要和最常见的具有肾毒性和肝毒性的免疫抑制剂，除了可直接造成毒性损伤效应外，还可在一定程度上加重移植器官的其他损伤，如缺血–再灌注损伤等。此外，抗生素类药物、降糖调脂药物、部分中草药、抗肿瘤的化疗药物、抗结核药物、解热镇痛药物等均可导致 DILI；抗生素类药物、非甾体抗炎药、造影剂、铂类抗肿瘤药物、渗透剂、利尿药、部分中草药等均可导致 DKI。本节介绍器官移植药物性肝肾损伤的发生机制、诊断标准以及治疗的注意事项，以期规范器官移植术后临床药物的使用和治疗监测，预防并治疗药物性肝肾损伤。

### 1. 课时

平台授课 1 学时；基地授课 2 学时。

### 2. 教学内容

药物性肝、肾损伤发病机制、临床表现、诊断、预防及临床治疗。

### 3. 教学目标

**掌握内容**

（1）药物性肝损伤的诊断标准和治疗原则。
（2）药物性肾损伤的诊断标准和治疗原则。

**熟悉内容**

（1）免疫抑制剂相关药物性肝损伤的临床分类和药物治疗。

（2）免疫抑制剂相关药物性肾损伤的临床分类和防治措施。

**了解内容**

药物性肝、肾损伤的发生机制。

## 4. 重点、难点问题

药物性肝、肾损伤的诊断标准、治疗原则。

## 5. 思考题

（1）常用免疫抑制中不同种类抑制剂肝肾损伤的机制？

（2）临床预防和治疗器官移植药物性肝肾损伤的措施？

# 第6章

# 尸体器官捐献

## 6.1 教材内容

从 2015 年开始，我国的器官移植进入公民逝世后器官捐献为主的时代，公民逝世后器官捐献是我国目前唯一合法的尸体器官捐献来源。为了进一步规范中我国尸体器官捐献的流程、尸体器官供者的评估和维护以及体外膜肺氧合辅助器官捐献和供肾的体外机械灌注等操作，本章介绍中国公民逝世后器官捐献流程和规范、尸体器官捐献供体和器官评估和维护规范、体外膜肺氧合在尸体供器官保护中的应用规范和尸体供肾体外机械灌注冷保存技术规范等，以期规范公民逝世后器官捐献的流程，通过严格尸体器官捐献供者的评估，优化供体维护措施和供器官的保护，保证供器官的安全和质量，提升移植医疗质量。本章课程共 4 节，11 个学时，5.5 个学分。

## 6.2 教学形式

| 序号 | 教学提纲 | 平台授课（学时/学分） | 基地授课（学时/学分） | 总学时 | 学分 |
|------|----------|----------------|----------------|--------|------|
| 1 | 中国公民逝世后器官捐献流程和规范 | 1/0.5 | 2/1 | 3 | 1.5 |
| 2 | 尸体器官捐献供体及器官评估和维护 | 2/1 | 4/2 | 6 | 3 |
| 3 | 尸体供肾体外机械灌注冷保存技术 | 1/0.5 | 0/0 | 1 | 0.5 |
| 4 | 体外膜肺氧合在尸体供器官保护中的应用 | 1/0.5 | 0/0 | 1 | 0.5 |
| | 总　计 | 5/2.5 | 6/3 | 11 | 5.5 |

### 6.2.1 中国公民逝世后器官捐献流程和规范

公民逝世后器官捐献需要严格遵守相关的捐献流程，本节从器官捐献报名登记、捐献评估、捐献确认、器官获取、器官分配、遗体处理、人道救助、捐献文书归档等 8 个环节介绍中国公民逝世后器官捐献流程和规范，以期使培训医师掌握规范的尸体器官捐献流程，保证器官移植健康、规范和有序开展。

### 1. 课时

平台授课 1 学时；基地授课 2 学时。

### 2. 教学内容

（1）中国公民器官捐献报名登记流程。
（2）捐献评估流程。
（3）捐献确认。
（4）器官获取流程。
（5）器官分配与共享流程。
（6）遗体处理流程。
（7）人道救助流程与规范。
（8）捐献文书归档。

### 3. 教学目标

**掌握内容**

（1）掌握中国公民逝世后器官捐献的评估、确认、获取以及分配共享的流程。
（2）捐献文书的资料填写和归档的规范。

### 4. 重点、难点问题

生前报名登记和逝世后捐献申请的流程，捐献者评估、获取和分配的流程控制。

### 5. 思考题

（1）器官捐献的伦理思考，捐献过程如何保证合乎伦理规范？
（2）公平、公正的器官分配与临床需求之间如何平衡？
（3）如何避免人道救助成为器官捐献的动力？

## 6.2.2 尸体器官捐献供体及器官评估和维护

供体评估和维护、器官功能评估与选择、器官功能维护、器官保存和运输是尸体器官捐献（deceased donation，DD）过程中的主要内容，决定了临床器官移植疗效与安全。为了规范我国尸体器官捐献供体及器官评估和维护，本节从供体评估、供体维护、器官功能评估与选择、器官功能维护、器官保存和运输等方面对规范和优化尸体器官捐献供体及器官的评估和维护进行介绍，以期规范供体的识别、评估与维护，供器官的功能评估与选择，供器官的保存和运输等，以期提高供体质量。

**1. 课时**

平台授课 2 学时；基地授课 4 学时。

**2. 教学内容**

（1）供体评估的目的、基本内容和特殊内容。
（2）供体维护的目标和措施。
（3）器官功能评估与选择。
（4）器官功能维护的目标和内容。
（5）器官保存和运输。

**3. 教学目标**

**掌握内容**

（1）器官捐献的禁忌证。
（2）潜在尸体捐献者医学评估的目的、流程、内容和具体方法。
（3）供体维护的目标。
（4）器官保存的方法。
（5）各脏器功能评估和选择的要点。

**熟悉内容**

（1）供体维护的内容和措施。
（2）器官保存液的分类和使用方法。

**了解内容**

供体维护技术的进展。

**4. 重点、难点问题**

（1）供体评估的目的和内容。器官捐献的禁忌证，包括感染、肿瘤等特殊供体的评估
内容。
（2）供体维护的目标和措施。
（3）各脏器功能评估和选择的要点。

**5. 思考题**

（1）供体维护与供者生命救治的异同点？
（2）不同捐献类型对供体质量的影响？

## 6.2.3  体外膜肺氧合用于尸体供器官保护

脑死亡后机体的最终血流动力学特征是有效循环血容量明显降低和器官组织低灌注导致

器官功能受损，其中组织细胞缺氧是最重要的损伤作用机制。心脏死亡的器官经历较长时间的功能性热缺血，组织细胞缺氧更显著。因此，公民逝世后器官功能保护的目标应是纠正组织细胞缺氧和偿还氧债。ECMO在有效而迅速改善低氧血症和低灌注方面具有明显的优越性，为实质性器官的功能保护提供了根本的理论和技术保障——氧供和灌注。本节从ECMO应用基本原则，ECMO在脑死亡器官捐献（DBD）、心脏死亡器官捐献（DCD）、脑-心双死亡器官捐献（DBCD）中的应用规范等方面介绍ECMO的在尸体器官捐献中的规范应用。

### 1. 课时

平台授课1学时。

### 2. 教学内容

（1）ECMO应用的基本原则。
（2）ECMO尸体捐献供者应用的适应证及操作流程。
（3）ECMO尸体捐献供者应用的禁忌证。

### 3. 教学目标

**掌握内容**

（1）ECMO应用在不同捐献类型供体中的使用指征。
（2）ECMO应用在不同捐献类型供体中的禁忌证。

**熟悉内容**

ECMO应用的准备工作和应用流程。

**了解内容**

ECMO应用于尸体捐献供者器官维护的基本原则。

### 4. 重点、难点问题

ECMO应用于尸体捐献供者器官维护的基本原则，适应证、禁忌证和操作流程。

### 5. 思考题

（1）ECMO的应用指征？
（2）不同捐献类型ECMO介入的时机？

## 6.2.4 尸体供肾体外机械灌注冷保存技术操作规范

器官保存方法对于维持尸体供肾的活性非常重要，随着我国公民逝世后器官捐献的开展，传统冷保存法已不能满足临床需求，因肾脏机械灌注冷保存仪器具有评估肾脏质量、清除残存血栓、降低灌注阻力、改善肾脏微循环、保护肾脏、减少移植物功能延迟恢复（delayed graft function，DGF）发生的作用而再次引起了临床的重视，其适用于供肾的体外灌注和保存，尤其适用于需要长时间运输、心脏死亡器官捐献（donation after cardiac death，DCD）、高龄、高血压和糖尿病史、有心肺复苏和低血压过程、肾功能损害、缺血时间长等边缘供肾以及获取过程中灌注不良等具有 DGF 高危因素的供肾。目前已有多款肾脏灌注仪器获批上市，包括 LifePort 肾转运器（LifePort，美国 Organ Recovery System 公司）、RM 3（美国 Waters Medical System 公司）和 Kidney Assist（荷兰 Organ Assist 公司）等。

我国 LifePort 的应用最为广泛，本节从 LifePort 的材料准备和应用流程、LifePort 的参数设置、改善 LifePort 转运供肾灌注参数的方法、LifePort 在供肾质量评估中的应用、LifePort 应用注意事项等方面介绍规范操作的流程，以期规范 LifePort 的临床应用，提高供体保护的质量，保证肾脏移植临床效果。

**1. 课时**

平台授课 1 学时。

**2. 教学内容**

（1）LifePort 的材料准备和应用流程。
（2）LifePort 的参数设置。
（3）改善 LifePort 转运供肾灌注参数的方法。
（4）LifePort 在供肾质量评估中的应用。
（5）LifePort 应用的注意事项。

**3. 教学目标**

**掌握内容**

LifePort 的应用指征。

**熟悉内容**

（1）熟悉 LifePort 应用的准备工作和应用流程。
（2）熟悉 LifePort 的参数设置和注意事项。
（3）熟悉 LifePort 在供肾评估中的应用和注意事项。

**了解内容**

了解 LifePort 转运供肾的基本参数和改善方法。

**4. 重点、难点问题**

LifePort 的应用指征，供肾功能判断和放弃供肾的指标。

**5. 思考题**

（1）LifePort 的应用指征？
（2）供肾功能判断和放弃供肾的指标？

# 第 7 章

# 器官移植相关感染性疾病

## 7.1 教材内容

目前，肾脏、肝脏、心脏、肺脏、胰腺和小肠等器官移植技术已经日臻成熟，但影响器官移植受者术后生存率的两大主要因素依然是排斥反应和感染。器官移植术后受者需要长期使用免疫抑制剂来预防和治疗排斥反应，而长期使用免疫抑制剂使受者的细胞免疫及体液免疫功能低下，继发各种病原体感染的风险显著增加，尤其在术后早期大剂量免疫抑制剂使用期或再次冲击治疗时期。器官移植术后有 80% 以上的受者至少出现过 1 次临床感染，40% 的受者围手术期死亡原因是感染，或其他并发症同时合并感染。感染的病原学之中，细菌感染是最常见的；感染部位以肺部感染最常见。细菌感染可以单独反复发生，或者与其他病原体混合感染。来源于捐献的供者，死亡前绝大部分入住重症监护室（intensive care unit，ICU），接受气管插管等器官辅助支持，供者本身携带的病原体成为受者感染的主要原因之一。严重的感染不仅损害移植物功能，而且显著增加器官移植受者的病死率，使器官移植面临更大的挑战。回顾性研究显示，器官移植术后 1 年内的死亡患者中，由于感染导致的比例达到 41%；而前瞻性研究显示，未来的几年，这种比例将更高，达到 53%。全面进入公民逝世后器官捐献时代后，器官移植术后面临感染的形势更加严峻。本章从实体器官移植术后细菌和真菌感染诊疗技术规范总论、器官移植术后细菌性肺炎的诊疗技术规范（诊断、鉴别诊断、病原学检查、抗感染治疗、支持治疗、治疗评价与疗程、预防）等方面，分别介绍相应的器官移植术后感染性疾病的规范化诊疗，以期规范移植受者感染的诊疗流程，提高治疗效果和医疗质量。本章课程共 10 节，35 个学时，17.5 个学分。

## 7.2 教学形式

| 序号 | 教学提纲 | 平台授课（学时/学分） | 基地授课（学时/学分） | 总学时 | 学分 |
|---|---|---|---|---|---|
| 1 | 器官移植术后细菌性肺炎 | 2/1 | 4/2 | 6 | 3 |
| 2 | 器官移植术后耐药菌感染 | 2/1 | 4/2 | 6 | 3 |

| 序号 | 教学提纲 | 平台授课（学时/学分） | 基地授课（学时/学分） | 总学时 | 学分 |
|------|----------|------------------------|------------------------|--------|------|
| 3 | 器官移植术后结核病 | 1/0.5 | 0/0 | 1 | 0.5 |
| 4 | 器官移植受者供者来源性感染 | 2/1 | 4/2 | 6 | 3 |
| 5 | 器官移植受者侵袭性真菌病 | 2/1 | 3/1.5 | 5 | 2.5 |
| 6 | 器官移植受者巨细胞病毒感染 | 1/0.5 | 2/1 | 3 | 1.5 |
| 7 | 器官移植受者EB病毒感染和移植后淋巴组织增生性疾病 | 1/0.5 | 0/0 | 1 | 0.5 |
| 8 | 器官移植受者BK病毒感染和BK病毒性肾病 | 1/0.5 | 0/0 | 1 | 0.5 |
| 9 | 器官移植术后乙型肝炎病毒感染 | 1/0.5 | 2/1 | 3 | 1.5 |
| 10 | 器官移植术后丙型肝炎病毒感染 | 1/0.5 | 2/1 | 3 | 1.5 |
| | 总　计 | 14/7 | 21/10.5 | 35 | 17.5 |

## 7.2.1　器官移植术后细菌性肺炎

肺部感染在全球的发病率和死亡率高，无论在发达国家还是发展中国家，肺部感染均为导致死亡的重要原因之一。世界卫生组织对所有人群的调查显示，肺部感染是世界上最常见的感染性死亡原因，每年导致近3500万人死亡，重症肺炎的病死率可高达30%～50%。器官移植受者作为免疫受限人群，肺部感染的风险更高，而且这种高风险状态伴随终身。由于术后时间和器官移植类型的不同，感染的特点及严重程度亦有所不同。所有的器官移植术后早期（术后30天内），肺部感染是受者死亡的主要原因之一，尤其是肺脏移植及心肺联合移植术后。肺脏移植术后30天至1年内，细菌感染不仅始终是导致受者死亡的首位原因[3]，而且其比例显著高于其他死亡原因。器官移植术后早期细菌感染最为常见，其病死率也最高，随后的第2～3个月，病毒感染的发生率显著提高，之后依次是真菌、寄生虫等特殊病原体感染。针对器官移植受者的细菌感染，必须积极预防、及时诊治、合理治疗，才能降低细菌感染及其并发症的发生率，从而降低器官移植受者的移植后病死率。本节针对器官移植患者肺部感染的特点、原因以及肺部感染的分类等进行介绍，并根据社区获得性肺部感染、医院获得性肺炎和呼吸机相关肺炎的诊断和规范化治疗进行介绍。

### 1. 课时

平台授课2学时；基地授课4学时。

### 2. 教学内容

（1）实体器官移植术后肺部细菌感染的临床特点、原因和分类。
（2）器官移植受者细菌性肺炎的诊断、鉴别诊断以及病原学检查。
（3）器官移植受者细菌性肺炎的抗感染治疗。

（4）器官移植受者细菌性肺炎的支持治疗。

（5）器官移植受者细菌性肺炎的治疗评价与疗程。

（6）器官移植受者细菌性肺炎的预防。

### 3. 教学目标

**掌握内容**

（1）器官移植受者术后肺部感染的诊断、鉴别诊断和病原学检查的方法。

（2）器官移植受者细菌肺部感染的抗感染治疗原则、评估和疗程。

（3）细菌性肺部感染的支持治疗方案。

（4）细菌性肺部感染预防方法。

**熟悉内容**

（1）器官移植受者术后细菌性肺部感染的临床特点、风险因素和一般分类原则。

（2）常用的病原学检查标本留取方法和相应检查、实验室检测方法。

（3）常用抗感染药物。

**了解内容**

（1）器官移植受者细菌性肺炎的病原体特征。

（2）耐药菌谱变化和抗感染治疗进展。

### 4. 重点、难点问题

（1）实体器官移植术后肺部细菌感染的临床特点、原因和分类。

（2）器官移植受者细菌性肺炎的诊断、鉴别诊断和病原学检查。

（3）器官移植受者细菌性肺炎的预防与治疗。

### 5. 思考题

（1）器官移植术后常见感染的时间曲线。

（2）器官移植术后发热性疾病的鉴别诊断。

（3）病原学检测方法对抗感染治疗的指导意义。

（4）二代测序等高通量病原学检测方法的结果判读。

（5）器官移植术后感染的风险因素和流行病学特点。

## 7.2.2 器官移植术后耐药菌感染

随着抗菌药物的广泛应用，细菌的耐药性也不断增强。在过去的 20 多年，出现了许多新的多重耐药（multidrug-resistant，MDR）、泛耐药（extensively drug-resistent，XDR）甚至全耐药（pandrug-resistant，PDR）的"超级细菌"，给器官移植医学带来了巨大的挑战。与普通细菌相比，耐药菌感染的移植受者相关并发症多、死亡率高。作为免疫缺陷人群，器官移植受者一旦发生 MDR 细菌感染，病死率高达 40.4%；其中 40% 的患者将面临移植物切除的风险，多数患者死于重度感染引发的呼吸衰竭或脓毒血症。本节主要介绍耐药菌感染的基本定义、危险因素、国内耐药情况以及治疗的原则等。

**1. 课时**

平台授课 2 学时，基地授课 4 学时。

**2. 教学内容**

（1）器官移植术后耐药菌感染的情况。
（2）国内细菌感染及耐药情况。
（3）MDR 细菌感染的抗生素治疗。

**3. 教学目标**

**掌握内容**

（1）耐药菌感染的基本定义、常见耐药菌和危险因素。
（2）国内细菌感染检测情况、细菌感染及耐药情况。
（3）MDR 细菌感染的治疗原则和常见药物。

**熟悉内容**

（1）国内耐药细菌的检测情况和特殊 MDR 细菌的变迁情况。
（2）不同 MDR 细菌的抗生素使用。

**了解内容**

耐药菌谱变化和抗感染治疗进展。

**4. 重点、难点问题**

器官移植术后耐药细菌感染的危险因素，抗生素治疗的原则和常见药物。

**5. 思考题**

（1）减少耐药菌产生的措施？
（2）耐药菌感染的特征和病原学检测方法对耐药菌感染的意义？

### 7.2.3　器官移植术后结核分枝杆菌感染

结核分枝杆菌感染是器官移植术后一种较为少见但后果严重的感染性疾病。长期使用免疫抑制剂导致移植受者结核分枝杆菌感染发生率高于正常人群 20~74 倍，且病死率高达 31%。移植术后结核分枝杆菌感染患者中，继发性肺结核占 51%，肺外结核占 16%，血行播散型肺结核占 33%。移植术后结核分枝杆菌感染的病死率达 19%~40%，是普通结核分枝杆菌感染患者总体病死率的 10 倍。抗结核药物的肝、肾毒性及其与免疫抑制剂相互的代谢干扰，导致移植受者临床抗结核治疗复杂性明显增加，移植物丢失率高达33.3%，受者致死率也明显高于非移植结核分枝杆菌感染患者。本节从器官移植术后结核分支杆菌感染的流行病学特点、诊断、预防和治疗等方面，系统介绍器官移植术后结核分支杆菌感染的规范化诊疗流程。

### 1. 课时

平台授课1学时。

### 2. 教学内容

（1）移植术后结核分枝杆菌感染的临床表现。
（2）移植术后结核分枝杆菌感染的危险因素。
（3）移植术后结核分枝杆菌感染的诊断。
（4）移植术后结核分枝杆菌感染的预防和药物治疗。

### 3. 教学目标

**掌握内容**

（1）器官移植术后结核分枝杆菌感染的临床表现。
（2）器官移植术后结核分枝杆菌感染的病原学诊断方法。
（3）器官移植术后结核分枝杆菌感染的预防策略。
（4）器官移植术后活动性肺结核的治疗方案和疗程。

**熟悉内容**

（1）抗结核药物、抗结核药物与抗排斥药物相互作用及其选择的原则。
（2）器官移植术后结核分枝杆菌感染的影像学检查。

**了解内容**

了解器官移植术后结核病的流行病学特点和风险因素。

### 4. 重点、难点问题

器官移植术后活动性肺结核的诊断、预防和治疗方案，抗结核药物疗程和疗效评估。

### 5. 思考题

（1）器官移植术后结核分枝杆菌感染的类型和分类方法？
（2）器官移植术后结核分枝杆菌感染的疗程与一般人群相比有何不同？

## 7.2.4 器官移植受者供者来源性感染

绝大部分器官捐献供者都曾入住重症监护室，可能经历重大手术，持续气管插管或气管切开行机械通气，体内有留置深静脉导管、导尿管等各种导管，时常需要血液透析、人工肝、体外膜肺氧合（extracorporeal membrane oxygenation，ECMO）等治疗，因此发生院内感染，特别是多重耐药菌感染的风险明显增高。部分捐献者可能携带 MDR 菌而不发病，但其体内的定植菌可以导致相应受者发生 DDI。DDI 感染是尸体器官捐献常见的感染类型，本节介绍器官移植专科医生必须掌握的 DDI 规范化预防与治疗方法，以期降低围手术期感染并发症发病率，提高医疗质量。

### 1. 课时

平台授课 2 学时，基地授课 4 学时。

### 2. 教学内容

（1）潜在捐献者感染状态的快速评估。
（2）潜在捐献者在维护期间感染的预防与控制。
（3）接受感染高风险供者器官移植后受者的防控。

### 3. 教学目标

#### 掌握内容

（1）器官移植受者 DDI 的概念，可经移植传播的感染性疾病种类。
（2）潜在捐献者感染状态评估的流程和病原体检验的方法。
（3）潜在捐献者高风险供者的标准。
（4）禁止器官捐献供者感染性疾病种类。
（5）感染供者治疗规范和捐献器官的取舍策略。
（6）接受感染高风险供者器官的受者预防与治疗策略。

#### 熟悉内容

（1）病毒性 DDI 的预防和治疗策略。
（2）细菌性 DDI 的预防和治疗策略。
（3）真菌性 DDI 的预防和治疗策略。

#### 了解内容

（1）预防供者在 ICU 内多重耐药菌感染的措施。
（2）潜在供者病原学评估。
（3）感染高危供者的监测。

### 4. 重点、难点问题

可经器官移植传播的感染性疾病，潜在捐献者感染状态评估的流程和病原体检验的方法，禁止进行器官捐献的感染性疾病，高风险供者的标准以及 DDI 规范化预防与治疗策略。

**5. 思考题**

（1）器官移植术后早期感染性疾病的鉴别诊断，如何明确 DDI 感染？

（2）高风险供者的取舍？

（3）围手术期抗生素预防策略的疗程确定依据？

## 7.2.5 器官移植受者侵袭性真菌病

侵袭性真菌病（invasive fungal disease，IFD）是指真菌侵入人体，在组织、器官或血液中生长、繁殖，并导致炎症反应及组织损伤的疾病。在实体器官移植（solid organ transplantion）受者中，IFD 已成为术后死亡的重要原因。本节介绍器官移植专科医生必须掌握的侵袭性真菌病预防与治疗的规范，以期降低围手术期感染并发症的发病率，提高医疗质量。

**1. 课时**

平台授课 2 学时，基地授课 3 学时。

**2. 教学内容**

（1）器官移植受者 IFD 的临床表现。

（2）器官移植受者 IFD 的危险因素。

（3）器官移植受者 IFD 的诊断。

（3）器官移植受者 IFD 的预防。

（4）器官移植受者 IFD 的治疗。

**3. 教学目标**

**掌握内容**

（1）器官移植受者侵袭性真菌病的概念。

（2）器官移植受者 IFD 诊断依据。

（3）器官移植受者 IFD 临床诊断标准。

（4）器官移植受者 IFD 一般预防和靶向预防的策略。

（5）器官移植受者 IFD 治疗策略。

**熟悉内容**

（1）抗真菌治疗药物适应证、常用剂量和相互作用特点。

（2）器官移植受者发生 IFD 的重要致病菌、IFD 的发生率及病死率。

**了解内容**

（1）器官移植受者发生 IFD 的影像学表现。

（2）深部组织真菌病的和真菌血症的确诊依据。

（3）真菌常用实验室检测如 G 实验、GM 实验的影响因素。

### 4. 重点、难点问题

器官移植术后 IFD 的临床确诊、拟诊和未确定诊断的标准，常用的病原学检测方法及其意义，常见 IFD 致病菌及其相应的预防与治疗原则。

### 5. 思考题

（1）围手术期真菌感染的预防策略？

（2）术后真菌感染的危险因素和预防策略？

（3）器官移植受者抗真菌药物选择要点。

## 7.2.6　实体器官移植（器官移植）受者巨细胞病毒（CMV）感染

实体器官移植（器官移植）受者巨细胞病毒（CMV）感染是器官移植受者最常见的病毒感染，本节内容从 CMV 感染的主要危险因素、实验室诊断、临床类型、预防方案，CMV 病的治疗，儿童器官移植术后 CMV 感染或 CMV 病的防治，CMV 肺炎合并耶氏肺孢子菌肺炎的防治等方面进行系统的介绍，以期为我国器官移植术后 CMV 感染的规范化防治提供指导意见。通过本节的学习，以期为学员提供规范化诊治器官移植受者 CMV 感染的策略。

### 1. 课时

平台授课 1 学时；基地授课 2 学时。

### 2. 教学内容

（1）CMV 感染的主要危险因素。

（2）CMV 感染的实验室诊断。

（3）CMV 感染的临床类型。

（4）CMV 感染的预防方案。

（5）CMV 病的治疗。

（6）儿童器官移植术后 CMV 感染或 CMV 病的防治。

（7）CMV 肺炎合并伊氏肺孢子菌肺炎的防治。

### 3. 教学目标

**掌握内容**

（1）器官移植受者发生 CMV 感染的实验室检测方法及其意义。

（2）器官移植受者 CMV 感染的临床类型分类，CMV 感染、CMV 病和 CMV 肺炎的诊断标准。

（3）临床常用抗 CMV 药物更昔洛韦、缬更昔洛韦、伐昔洛韦、膦甲酸钠和西多福韦等的使用方法。

（4）器官移植受者 CMV 感染的普遍预防和抢先治疗方案。

（5）器官移植受者 CMV 感染的治疗方案。

**熟悉内容**

（1）器官移植受者发生 CMV 感染的主要危险因素。

（2）器官移植受者发生 IFD 的危险因素。

**了解内容**

（1）更昔洛韦耐药性 CMV 感染或 CMV 病的治疗。

（2）儿童器官移植术后 CMV 感染的预防和治疗。

（3）CMV 肺炎合并耶氏肺孢子菌肺炎的预防与治疗。

**4. 重点、难点问题**

（1）实体器官移植术后 CMV 感染的流行病学特点，器官移植术后 CMV 感染发病的时间特点。

（2）器官移植受者 CMV 感染的临床类型分类，CMV 感染、CMV 病和 CMV 肺炎的诊断标准。

（3）器官移植受者 CMV 感染普遍预防的方法，开始治疗的时机。

（4）器官移植受者 CMV 感染的抢先治疗策略，抗 CMV 病毒药物给予的时机。

（5）常用抗 CMV 药物。

（6）更昔洛韦耐药性 CMV 感染或 CMV 病的治疗。

**5. 思考题**

（1）器官移植术后 CMV 感染的风险因素和流行病学特点？

（2）器官移植术后 CMV 感染的临床表现，影像学特点与病毒特性的关系？

（3）CMV 感染治疗过程中应注意的并发症、并存病和继发感染的预防和治疗？

（4）抗 CMV 药物不良反应，如何平衡在器官移植术后早期的治疗矛盾？

## 7.2.7 器官移植受者 EB 病毒感染和移植后淋巴组织增生性疾病

实体器官移植（器官移植）受者 EB 病毒（EBV）感染和移植后淋巴组织增生性疾病（PTLD）是严重危害器官移植受者的并发症，本节从概述和流行病学特点、临床表现、诊断、预防、治疗、预后、存在的问题及展望等方面帮助器官移植工作者规范和优化 EBV 感染及相关疾病 PTLD 的诊断和治疗。

**1. 课时**

平台授课 1 学时。

### 2. 教学内容

（1）器官移植受者 EBV 感染以及移植后淋巴组织增生性疾病流行病学特点。
（2）器官移植受者 EBV 感染的临床表现。
（3）器官移植受者 EBV 感染诊断。
（4）器官移植受者 CDV 感染预防方案。
（5）器官移植受者 EBV 感染的治疗。
（6）器官移植受者 EBV 感染的预后。
（7）器官移植受者 EBV 感染存在的问题和展望。

### 3. 教学目标

**掌握内容**

（1）器官移植受者 EBV 相关 PTLD 临床表现、实验室检测和影像学评估方法。
（2）器官移植受者 EBV 感染的治疗方案。

**熟悉内容**

（1）器官移植受者 EBV 感染的主要危险因素。
（2）器官移植受者 EBV 感染的预防和治疗。

**了解内容**

（1）PTLD 病的组织病理学分型、分期。
（2）非 PTLD EBV 感染综合征。
（3）PTLD 的预后和预防、治疗的进展。

### 4. 重点、难点问题

（1）器官移植受者 EBV 相关 PTLD 临床表现、实验室检测和影像学评估方法。
（2）器官移植受者 EBV 感染的治疗方案。

### 5. 思考题

（1）器官移植术后常见感染的时间曲线？
（2）器官移植术后发热性疾病的鉴别诊断？
（3）病原学检测方法对抗感染治疗的指导意义？
（4）如何进行二代测序等高通量病原学检测方法的结果判读？

## 7.2.8 器官移植受者 BK 病毒感染和 BK 病毒性肾病

BK 病毒（BK virus，BKV）是一种人群普遍易感的多瘤病毒。近年来，随着实体器官移植手术的广泛开展，新型强效免疫抑制剂的广泛应用以及检测手段的革新，BKV 感染率不断升高。肾脏移植术后 BKV 感染率升高尤为突出，由其导致的 BKV 性肾病（BKV nephropathy，BKVN）已成为移植肾失功的重要原因之一。本节从 BKV 概述和流行病学特点、临床表现、诊断、预防、治疗、随访、预后等方面帮助器官移植工作者规范和优化 BKV 感染及相关疾病的诊断和治疗。

**1. 课时**

平台授课 1 学时。

**2. 教学内容**

（1）器官移植受者 BKV 感染和 BKV 性肾病概述及流行病学。
（2）器官移植受者 BKV 感染和 BKV 性肾病临床表现。
（3）器官移植受者 BKV 感染和 BKV 性肾病诊断。
（4）器官移植受者 BKV 感染和 BKV 性肾病预防。
（5）器官移植受者 BKV 感染和 BKV 性肾病治疗。
（6）器官移植受者 BKV 感染和 BKV 性肾病随访。
（7）器官移植受者 BKV 感染和 BKV 性肾病预后。

**3. 教学目标**

**掌握内容**

（1）器官移植受者 BKV 感染的实验室检测。
（2）器官移植受者 BKV 感染的临床诊断分类。
（3）临床 BKV 感染的随访。
（4）器官移植受者 BKV 感染的预防和 BKV 感染的监测与筛查。
（5）器官移植受者 EBV 感染的治疗和预后。

**熟悉内容**

（1）器官移植受者发生 BKV 感染的危险因素。
（2）BKVN 的组织病理学表现及其分期。
（3）用于 BKV 感染的抗病毒药物。

**了解内容**

（1）BKV 感染的流行病学特点；
（2）BKV 感染对肾脏移植受者的危害。

**4. 重点、难点问题**

BK 病毒尿症、BK 病毒血症与 BK 病毒肾病的诊断标准，发生移植肾肾损害的风险因素，临床干预的时机和方法。

**5. 思考题**

（1）BK 病毒尿症和 BK 病毒血症的意义，需要临床干预的时机？

### 7.2.9 器官移植术后乙型肝炎病毒感染

实体器官移植受者是 HBV 的易感人群。在我国，肾脏移植受者 HBV 多为术前感染，终末期肾病患者规律血液透析是 HBV 感染的重要原因。为了进一步规范实体器官移植术后 HBV 感染的诊断和治疗，本节从流行病学、器官移植术后 HBV 再感染或新发感染的危险因素、器官移植术后 HBV 再感染或新发感染的诊断、器官移植术后 HBV 再感染或新发感染的预防和治疗等方面对 HBV 的规范化治疗进行介绍，以期器官移植工作者规范和优化 HBV 感染的诊断和治疗。

#### 1. 课时

平台授课 1 学时；基地授课 2 学时。

#### 2. 教学内容

（1）器官移植术后 HBV 感染的流行病学特点。
（2）器官移植术后 HBV 再感染或新发感染的危险因素。
（3）器官移植术后 HBV 再感染或新发感染的诊断。
（4）器官移植术后 HBV 再感染或新发感染的预防和治疗。

#### 3. 教学目标

**掌握内容**

（1）器官移植术后 HBV 再感染或新发感染的危险因素。
（2）临床常用 HBV 病毒学标志物、HBV DNA 检测和血清 HBV 耐药突变基因检测临床结果分析。
（3）器官移植术后 HBV 的再感染或新发感染、乙型肝炎复发或新发的诊断标准。
（4）供者 HBV 感染状态评估、围手术期预防 HBV 传染的药物选择和方案选择。
（5）器官移植术后 HBV 再感染或新发感染的治疗。

**熟悉内容**

器官移植受者 HBV 感染引起的临床病程。

**了解内容**

器官移植受者 HBV 感染的流行病学特点。

#### 4. 重点、难点问题

器官移植术后 HBV 再感染或新发感染的危险因素、器官移植术后 HBV 再感染或新发感染的诊断、器官移植术后 HBV 再感染或新发感染的预防和治疗等。

**5. 思考题**

（1）供者 HBV 阳性时，受者的预防策略？

（2）肝脏移植受者抗病毒治疗、免疫抑制剂和抗肿瘤治疗原则？

## 7.2.10 器官移植术后丙型肝炎病毒感染

实体器官移植受者是 HCV 的易感人群。肝脏移植术后 HCV 再感染的临床表现较轻，几乎都会迁延为移植后慢性肝炎、肝硬化或肝衰竭，部分受者可进展为肝癌。肾脏移植术后 HCV 感染除造成上述肝脏病变外，还与蛋白尿、移植肾肾小球肾炎、移植后糖尿病、排斥反应等密切相关。本节从流行病学、器官移植术后 HCV 感染的诊断、器官移植术后 HCV 感染的预防和治疗等方面进行介绍，以帮助器官移植工作者规范和优化 HCV 感染的诊断和治疗。

**1. 课时**

平台授课 1 学时；基地授课 2 学时。

**2. 教学内容**

（1）器官移植术后 HCV 感染的流行病学特点。

（2）器官移植术后 HCV 感染的诊断。

（3）器官移植术后 HCV 感染的预防和治疗。

**3. 教学目标**

**掌握内容**

（1）器官移植术后 HCV 感染的诊断。

（2）器官移植术后 HCV 感染的 DAAs 治疗。

**熟悉内容**

器官移植受者 HCV 感染的预后。

**了解内容**

（1）器官移植受者 HCV 感染的流行病学特点。

（2）器官移植受者 HCV 感染的危害。

**4. 重点、难点问题**

器官移植术后 HCV 感染的诊断，器官移植术后 HCV 感染的预防和治疗。

**5. 思考题**

HCV 抗体阳性供体应用的预防措施？

# 第8章

# 器官移植远期并发症

## 8.1 教材内容

实体器官移植受者由于术前罹患器官终末期疾病，常合并多种基础疾病，术后因其治疗的特殊性（如需长期服用免疫抑制剂等），器官移植受者罹患高血压、高脂血症、高血糖和高尿酸血症等并发症的发病风险增加。这些并发症是严重威胁受者长期生存的疾病，不仅可以增加移植物丢失风险，还可引起心、脑血管并发症，甚至导致受者死亡。为了进一步规范器官移植受者术后远期并发症的诊断和治疗，本章从器官移植受者高血压、血脂代谢异常、移植术后糖尿病和高尿酸血症等常见远期并发的流行病学、诊断、预防和治疗等方面，介绍相应的临床诊疗规范，以期帮助器官移植临床工作者充分认识这些并发症的危害，规范其诊断、预防和治疗，提高疗效和医疗质量。本章课程共4节，10个学时，5学分。

## 8.2 教学形式

| 序号 | 教学提纲 | 平台授课（学时/学分） | 基地授课（学时/学分） | 总学时 | 学分 |
|------|----------|------------------|------------------|--------|------|
| 1 | 器官移植术后高血压 | 1/0.5 | 2/1 | 3 | 1.5 |
| 2 | 实体器官移植受者血脂管理 | 1/0.5 | 2/1 | 3 | 1.5 |
| 3 | 肾脏移植术后高尿酸血症 | 1/0.5 | 0/0 | 1 | 0.5 |
| 4 | 移植后糖尿病 | 1/0.5 | 2/1 | 3 | 1.5 |
| | 总　计 | 4/2 | 6/3 | 10 | 5 |

### 8.2.1 器官移植术后高血压管理

高血压是器官移植受者术后最常见和最重要的并发症之一。移植术后血压与心、脑血管事件有直接的因果关系，如果不能控制在合理范围内，则发生心、脑血管并发症的风险将显著升高，并可导致移植物功能丧失。而心血管事件（cardiovascular events，CVE）是移植后并发症发生和受者死亡的主要原因。本节从器官移植受者高血压的流行病学特点、诊断标准、危险因素、诊断、预防和治疗等方面进行介绍，以期规范器官移植领域对移植后高血压的诊疗。

### 1. 课时

平台授课 1 学时；基地授课 2 学时。

### 2. 教学内容

（1）器官移植受者高血压的流行病学特点。
（2）器官移植受者高血压的定义和诊断标准。
（3）器官移植受者高血压的危险因素和病理生理。
（4）移植后高血压的治疗。

### 3. 教学目标

**掌握内容**

（1）器官移植受者高血压的诊断阈值及高血压病的定义。
（2）器官移植受者高血压的诊断标准。
（3）器官移植受者高血压的风险评估。
（4）器官移植受者高血压的药物治疗原则。
（5）常用降压药物的特点与选择。

**熟悉内容**

（1）器官移植受者的血压测量方法及其临床意义。
（2）器官移植受者高血压的危险因素。
（3）高血压的预防和非药物治疗。

**了解内容**

（1）难治性高血压的诊断。
（2）器官移植受者高血压的病理生理。
（3）常用免疫抑制剂导致移植术后高血压的相关机制。
（4）难治性高血压的发病危险因素。

### 4. 重点、难点问题

器官移植术后高血压的诊断、风险评估和治疗、随访。

### 5. 思考题

（1）器官移植术后高血压对器官移植受者的危害？
（2）器官移植术后高血压的管理目标？

## 8.2.2 实体器官移植受者血脂管理

实体器官移植受者因其治疗的特殊性，是高脂血症的高发人群。随着实体器官移植受者长期生存率的显著提高，ASCVD 已经成为移植器官衰竭和受者死亡的主要原因。数据显示，肾脏移植后血脂异常几乎难以避免，肾脏移植后血脂异常的发生率高达 80%。主要表现为 TC、LDL-C 和三酰甘油（triglyceride，TG）均升高。与此同时，ASCVD 已经取代急性排斥反应成为移植肾功能丧失和受者死亡的首要原因。肝脏移植后，原发病复发和慢性排斥反应是移植肝衰竭和受者死亡的主要原因。但 ASCVD 也正逐渐成为非移植物相关死亡的重要原因，与生存期延长、生活质量改善有关，受体出现体质量增加、胰岛素抵抗等与 ASCVD 密切相关的病症。另外，接受肝脏移植的患者几乎都存在不同程度的代谢障碍，血脂异常发生率高达 40%~66%。心脏移植血管病变（cardiac allograft vasculopathy，CAV）是心脏移植术后 3~5 年的主要死亡原因。CAV 是慢性排斥反应的表现，主要特征是冠状动脉等大血管和毛细血管平滑肌增生导致的血管连续性狭窄，与粥样斑块的孤立性狭窄有显著的形态学差异。免疫因素是其发病的主导因素，而高脂血症则是重要的非免疫因素。本节介绍实体器官移植后受者血脂异常相关心血管疾病的发病因素、移植后血脂代谢异常的诊断和危险分层、移植术后血脂代谢异常的预防和治疗、器官移植受者的血脂管理等，以期帮助临床医师规范临床血脂管理，降低血脂相关心血管病风险。

### 1. 课时

平台授课 1 学时；基地授课 2 学时。

### 2. 教学内容

（1）实体器官移植术后受者血脂异常的流行病学特点和危害。
（2）实体器官移植后受者血脂异常相关心血管疾病的发病因素。
（3）移植后血脂代谢异常的诊断和危险分层。
（4）移植术后血脂代谢异常的预防和治疗。
（5）器官移植受者的血脂管理。

### 3. 教学目标

**掌握内容**

（1）器官移植受者血脂水平检测与随访。
（2）器官移植受者血脂代谢异常的诊断和危险分层。
（3）器官移植受者血脂异常受者调节血脂治疗策略。
（4）常用调节血脂药物的分类、特点与治疗方案选择。

**熟悉内容**

（1）实体器官移植后受者血脂异常相关心血管疾病的发病因素。

（2）器官移植受者血脂异常的预防策略。

（3）器官移植受者血脂代谢异常的非药物治疗。

**了解内容**

（1）与他汀类药物代谢具有药物相互作用的主要诱导剂和抑制剂。

（2）不同器官移植受者的血脂管理。

### 4. 重点、难点问题

实体器官移植后受者血脂异常相关心血管疾病的发病因素、移植后血脂代谢异常的诊断和危险分层、移植术后血脂代谢异常的预防和治疗、器官移植受者的血脂管理等。

### 5. 思考题

（1）器官移植术后那些药物的使用与血脂代谢异常有关系？

（2）器官移植术后血脂代谢异常的药物干预目标？

## 8.2.3　肾脏移植术后高尿酸血症

尿酸生成过多或排泄减少导致血清尿酸（serum uric acid，SUA）浓度升高称为高尿酸血症（hyperuricemia，HUA）。随着我国人民生活水平的提高和生活方式的改变，HUA的发病率呈逐年上升趋势，已经成为我国重要的公共卫生问题，在普通人群中HUA的发生率为10%~15%，肾脏移植受者中的发生率较普通人群明显升高，占肾脏移植受者的40%~60%。HUA不仅影响移植肾功能，而且增加心血管疾病的发病风险，是影响移植肾长期存活的重要危险因素。HUA的发病因素包括肾小球滤过率（glomerular filtration rate，GFR）低下、既存的HUA、使用钙神经蛋白抑制剂（calcineurin inhibitor，CNI）或利尿药、男性、糖尿病、高钙血症以及肥胖等。本节从肾脏移植术后高尿酸血症的诊断、分型、病因以及预防和治疗等方面进行介绍，以期进一步规范肾脏移植术后HUA的诊断和治疗

### 1. 课时

平台授课1学时。

### 2. 教学内容

（1）肾脏移植术后HUA的诊断与分型。

（2）肾脏移植术后HUA的病因。

（3）肾脏移植术后HUA引起器官功能障碍的机制。

（4）肾脏移植术后HUA患者的预后。

（5）肾脏移植术后HUA的治疗。

（6）肾脏移植术后痛风的治疗。

### 3. 教学目标

**掌握内容**

（1）肾脏移植术后 HUA 的诊断与分型。

（2）肾脏移植术后 HUA 的治疗。

（3）肾脏移植术后痛风的治疗。

**熟悉内容**

（1）肾脏移植术后 HUA 的病因。

（2）降尿酸药物分类和作用机制。

**了解内容**

（1）肾脏移植术后 HUA 引起器官功能障碍的机制。

（2）肾脏移植术后 HUA 患者的预后。

（3）肾脏移植术后 HUA 的非药物治疗。

### 4. 重点、难点问题

肾脏移植术后高尿酸血症的诊断和分型，高尿酸血症与痛风的治疗原则和常见药物。

### 5. 思考题

（1）器官移植与高尿酸血症的关系？

（2）痛风急性期治疗与高尿酸血症的治疗之间的异同点？

## 8.2.4 移植后糖尿病

移植后糖尿病（post transplantation diabetes mellitus，PTDM）指器官移植术后发现的糖尿病，是器官移植后常见的并发症。PTDM 能增加移植物相关并发症的风险，如排斥反应、移植物功能减退或丧失以及感染，最终影响受者的长期生存。PTDM 还会增加受者心血管疾病的发生率和病死率。本节介绍移植后糖尿病的概念、诊断标准、流行病学特点以及预防和治疗等，以期规范 PTDM 的诊治，改善移植受者预后，提高移植质量。

### 1. 课时

平台授课 1 学时；基地授课 2 学时。

### 2. 教学内容

（1）PTDM 的定义和诊断标准。

（2）PTDM 的流行病学。

（3）PTDM 的危险因素和发病机制。

（4）PTDM 对移植受者和移植物预后的影响。

（5）PTDM 的预防。

（6）PTDM 的治疗策略。

## 3. 教学目标

### 掌握内容

（1）PTDM 的定义和诊断标准。

（2）PTDM 的筛查指标和随访。

（3）移植前和移植后的筛查和预防措施。

（4）PTDM 的整体治疗策略。

（5）胰岛素治疗的指征和应用方案。

（6）常用口服降糖药及其联合应用。

### 熟悉内容

（1）PTDM 的综合治疗。

（2）PTDM 的非药物治疗。

### 了解内容

（1）PTDM 的流行病学。

（2）PTDM 的危险因素和发病机制。

## 4. 重点、难点问题

移植后糖尿病的诊断、预防和治疗方案，以及降糖药物治疗。

## 5. 思考题

（1）器官移植术后糖尿病的类型和诊断标准？

（2）器官移植术后糖尿病的治疗策略与一般人群的异同点？

# 第 9 章

# 移植病理学

## 9.1　教材内容

　　器官移植术后需要对移植物的功能状态和并发症进行持续的监测，其中最直接的监测方法是移植物的病理学监测。移植物活检病理学诊断是移植物并发症诊断的最佳途径，与临床各项检查密切结合，可以对移植术后的多种并发症进行明确诊断。可见，移植病理学赋予了临床移植医生"第三只眼睛"，使其能窥见错综复杂的临床表象背后的病变本质，进而在对移植物的多种并发症进行明确诊断的基础上指导临床给予针对性治疗，从而更好地保障移植器官和受者的长期存活。

　　本章从器官移植病理学发展简史和现状、移植病理学定义和基本内容以及移植病理学诊断的特殊性及对专科病理医师的基本要求等方面，介绍移植病理学的总论部分，以期帮助器官移植临床工作者对移植病理学建立初步的认识，了解移植病理学的概念和范畴等。本章课程共 3 节内容，3 个学时，1.5 学分。

## 9.2　教学形式

| 序号 | 教学提纲 | 平台授课<br>（学时/学分） | 基地授课<br>（学时/学分） | 总学时 | 学分 |
|---|---|---|---|---|---|
| 1 | 移植病理学的发展简史和现状 | 1/0.5 | 0/0 | 1 | 0.5 |
| 2 | 移植病理学的定义和基本内容 | 1/0.5 | 0/0 | 1 | 0.5 |
| 3 | 移植病理学诊断的特殊性及对专科病理医师的基本要求 | 1/0.5 | 0/0 | 1 | 0.5 |
| | 总　计 | 3/1.5 | 0/0 | 3 | 1.5 |

### 9.2.1　移植病理学的发展简史和现状

**1. 课时**

平台授课 1 学时。

**2. 教学内容**

（1）国际移植病理学的发展。
（2）我国移植病理学的发展。

**3. 教学目标**

**了解内容**

（1）国际移植病理学的发展。
（2）我国移植病理学的发展。

**4. 重点、难点问题**

器官移植发展与移植病理学的发展与兴起。

**5. 思考题**

器官移植学科兴起对移植病理学的影响？

## 9.2.2　移植病理学的定义和基本内容

**1. 课时**

平台授课 1 学时。

**2. 教学内容**

（1）移植病理学的定义。
（2）移植病理学诊断的基本内容。
（3）移植病理学诊断的基本原则。
（4）移植病理学诊断的基本方法。

**3. 教学目标**

**熟悉内容**

移植病理学的定义。

**了解内容**

（1）移植病理学诊断的基本内容。
（2）移植病理学诊断的基本原则。
（3）移植病理学诊断的基本方法。

#### 4. 重点、难点问题

本节的重点在于熟悉移植病理学的定义和范畴，掌握移植病理学诊断的基本内容、基本原则和基本方法。

#### 5. 思考题

移植病理学的基本内容？

### 9.2.3 移植病理学诊断的特殊性及对临床医师和病理医师的基本要求

#### 1. 课时

平台授课 1 学时。

#### 2. 教学内容

（1）移植病理学诊断的特殊性。
（2）移植病理学诊断对临床医师和病理医师的基本要求。

#### 3. 教学目标

**了解内容**

（1）移植病理学诊断的特殊性。
（2）移植病理学诊断对临床医师和病理医师的基本要求。

#### 4. 重点、难点问题

本节的重点在于了解移植病理学诊断的特殊性和对临床移植医师和病理医师的基本要求。

#### 5. 思考题

移植病理学的对临床移植医师和病理医师的基本要求？

# 第二部分
# 各　论

# 第10章

# 肝 脏 移 植

## 10.1　教材内容

　　肝脏移植是终末期肝病唯一有效的治疗手段，经过几十年的持续稳步发展，我国的肝脏移植技术逐渐成熟。近年来，我国肝脏移植数量和质量均得到稳步提升，2018年肝脏移植例数达到了6283例，医疗质量也不断改善，转运效率、移植技术水平等稳步提升。同时我国也在不断探索肝脏移植手术方式和技术的创新，出现很多创新技术，如实现了肝脏移植吻合方式的变革，显著降低了并发症发病率，自体肝脏移植、无缺血肝脏移植等实现国际领跑，单中心儿童肝脏移植临床服务能力居世界前列，肝癌肝脏移植与乙肝肝脏移植临床经验已逐步得到国际认可等。本章从肝脏移植适应证与禁忌证、受者选择与术前准备、供者评估与选择、肝脏移植术、儿童肝脏移植、亲属活体肝脏移植术以及肝脏移植相关并发症、免疫抑制剂应用于排斥反应和肝脏移植术后随访等方面进行了介绍，通过对本章的学习，以期规范肝脏移植相关诊疗，降低并发症，提高受者生存率，实现全国肝脏移植临床质量、服务和疗效的提升。

　　肝脏移植教学的培训时间为1年，分为理论课程和临床实践等两部分，理论课学习采用线上和线下授课相结合的方式，主要讲授肝脏移植临床相关的理论课程，如肝脏移植的适应证、禁忌证、术前评估、准备，手术步骤及注意事项、围手术期管理、并发症预防与处理、术后随访等。理论课学时共80学时，共40学分，其中26个平台授课学时，54个基地授课理论学时。临床实践能力培训由教学基地组织，在培训导师的指导下，在教学基地参与手术、分管肝脏移植受者、参与肝脏移植受者随访（门诊与病房）。其中以主要术者（上台时间不低于90%的手术时间）参加肝脏移植手术（包括供肝修整和病肝切除和供肝植入）不少于20例，分管临床病例不少于20人，参加供体评估及尸体器官获取手术不少于10例。参加培训基地组织的病例讨论、教学查房、学术报告等。

## 10.2　教学形式

| 序号 | 教学提纲 | 平台授课（学时/学分） | 基地授课（学时/学分） | 总学时 | 学分 |
|------|----------|--------------------|--------------------|--------|------|
| 1 | 肝脏的适应证、手术时机和禁忌证 | 2/1 | 4/2 | 6 | 3 |

续表

| 序号 | 教学提纲 | 平台授课（学时/学分） | 基地授课（学时/学分） | 总学时 | 学分 |
|---|---|---|---|---|---|
| 2 | 肝脏移植受体术前检查和准备 | 2/1 | 4/2 | 6 | 3 |
| 3 | 肝脏移植供肝获取 | 3/1.5 | 6/3 | 9 | 4.5 |
| 4 | 肝脏移植术 | 4/2 | 8/4 | 12 | 6 |
| 5 | 成人活体肝脏移植技术 | 2/1 | 4/2 | 6 | 3 |
| 6 | 儿童肝脏移植技术 | 2/1 | 4/2 | 6 | 3 |
| 7 | 肝脏移植常见并发症及处理 | 2/1 | 4/2 | 6 | 3 |
| 8 | 肝脏移植术后原发病复发 | 2/1 | 4/2 | 6 | 3 |
| 9 | 肝脏移植免疫抑制治疗与排斥反应 | 3/1.5 | 6/3 | 9 | 4.5 |
| 11 | 肝脏移植术后随访 | 1/0.5 | 2/1 | 3 | 1.5 |
| 12 | 肝脏移植相关影像学 | 1/0.5 | 4/2 | 5 | 2.5 |
| 13 | 肝脏移植病理 | 2/1 | 4/2 | 6 | 3 |
| | 总　计 | 26/13 | 54/27 | 80 | 40 |

## 10.2.1　适应证与禁忌证

肝脏移植作为各种类型不可逆急、慢性肝病的有效治疗手段，已被广泛接受。经过几十年稳步持续的发展，肝脏移植技术逐渐成熟。随着肝脏移植技术的发展、新型免疫抑制剂的应用以及围手术期管理的进步，肝脏移植适应证和禁忌证也在发生变化。详细的术前检查和准备是保证肝脏移植预后的重要环节。本节从肝脏移植适应证和禁忌证以及手术时机等方面，介绍我国肝脏移植受者选择以及术前评估和准备，掌握提高脏移植的适应证和禁忌证，以期提升肝脏移植医疗质量。

### 1. 课时

平台授课 2 学时；基地授课 4 学时。

### 2. 教学内容

（1）肝脏移植的适应证。
（2）肝脏移植的禁忌证。

### 3. 教学目标

**掌握内容**

（1）肝脏移植的适应证。
（2）肝脏移植的绝对禁忌证。

**熟悉内容**

肝脏移植的相对禁忌证。

### 4. 重点、难点问题

肝脏移植的适应证、主要禁忌证。

### 5. 思考题

（1）肝脏移植的适应证有哪些？
（2）肝脏移植的绝对禁忌证和相对禁忌证有哪些？

## 10.2.2 肝脏移植受者选择与术前评估

　　肝脏移植术前受体所罹患疾病的严重程度、手术复杂性、供体情况等均是影响肝脏移植术后早期恢复的重要因素，这些因素的复杂性也决定了重症监护是肝脏移植术后能否顺利康复的关键过程和阶段。等待肝脏移植的终末期肝病患者通常机体状况较差，随时可能出现严重并发症。一旦出现并发症，很可能使肝脏移植推迟甚至无法进行。因此，等待肝脏移植的患者需在较短的时间内完成详细的术前检查和准备，并且尽量保持较稳定的临床状态，以增加手术的安全性。本节从肝脏移植受者术前检查、术前准备以及常见并发症处理等方面进行介绍，以期提升肝脏移植诊疗水平。

### 1. 课时

平台授课2学时；基地授课4学时。

### 2. 教学内容

（1）肝脏移植受体术前检查。
（2）肝脏移植受者术前准备。

### 3. 教学目标

**掌握内容**

（1）肝脏移植受者术前一般准备。
（2）肝脏移植术前营养状态评估与营养支持。
（3）肝脏移植术前感染的处理。
（4）肝脏移植前消化道出血的处理。
（5）肝脏移植前肝昏迷的处理。

**熟悉内容**

（1）肝脏移植受者术前检查病史采集、体格检查。
（2）辅助检查内容。
（3）实验室检查内容。

### 4. 重点、难点问题

肝脏移植的术前准备。

### 5. 思考题

肝脏移植的术前准备有哪些?

## 10.2.3 尸体供肝的评估与获取

供肝质量是肝脏移植成功与否的关键。肝脏移植供肝可来自脑死亡和心脏死亡供者或活体供者，供肝的评估和获取是决定肝脏移植成功的关键一步。本节结合国际指南和临床实践，着重介绍尸体供肝的评估与获取技术，以期掌握供肝的选择、器官获取技术，提高供体获取质量和安全。

### 1. 课时

平台授课 3 学时；基地授课 6 学时。

### 2. 教学内容

（1）尸体供肝者的绝对禁忌证。
（2）边缘供肝。
（3）供肝获取。

### 3. 教学目标

**掌握内容**

（1）尸体供肝者的绝对禁忌证。
（2）尸体供肝获取。

**熟悉内容**

（1）尸体供肝的相对禁忌证。
（2）边缘供肝的概念。
（3）恶性肿瘤供者的选择。
（4）边缘供肝的主要危险因素。

**了解内容**

边缘供肝的应用原则。

### 4. 重点、难点问题

尸体供肝者的绝对禁忌证，边缘供肝的概念与应用原则、公民逝世后器官捐献供肝获取。

**5. 思考题**

（1）中国公民逝世后器官捐献的分类？
（2）边缘供肝的主要危险因素？

## 10.2.4 肝脏移植术

目前，我国各大移植中心均能完成各项肝脏移植技术，但存在发展不平衡、技术参差不齐等情况。本节总结国内外相关研究最新进展，并结合国际指南和临床实践，介绍供肝修整、病肝切除、供肝植入以及再次肝脏移植技术，以期规范相关肝脏移植技术的开展，减少并发症，提高医疗质量。

**1. 课时**

平台授课4学时；基地授课8学时。

**2. 教学内容**

（1）供肝再次评估、修整步骤及注意事项。
（2）经典肝脏移植病肝切除。
（3）背驮式肝脏移植病肝切除。
（4）经典肝脏移植供肝植入。
（5）背驮式肝脏移植供肝植入。
（6）再次肝脏移植的适应证以及再次肝脏移植的主要技术问题。
（7）再次肝脏移植的预后风险评估和手术时机。
（8）再次肝脏移植的操作策略。

**3. 教学目标**

**掌握内容**

（1）供肝修整过程。
（2）经典肝脏移植病肝切除。
（3）经典肝脏移植供肝植入。
（4）背驮式肝脏移植病肝切除。
（5）背驮式肝脏移植供肝植入。

**熟悉内容**

（1）再次肝脏移植的主要手术过程，包括病肝的切除、供肝的修整、胆道及血管的重建与吻合等技术要点。
（2）再次肝脏移植术的术前准备、手术操作特点及术后患者的病情评估。

**了解内容**

再次肝脏移植的主要手术方式及预后风险评估系统。

### 4. 重点、难点问题

重点内容在于掌握肝脏移植术的供肝修整、经典肝脏移植和背驮式肝脏移植手术内容流程，熟悉和了解与经典肝脏移植手术相比背驮式肝脏移植的不同点，了解再次肝脏移植的适应证、主要手术方式及操作难点，目前的研究进展。难点在于掌握经典原位肝脏移植与背驮式肝脏移植的异同点以及手术难点如受者病肝切除第三肝门的分离过程，受者下腔静脉的成型吻合过程等。

### 5. 思考题

（1）何为经典肝脏移植术，其主要手术步骤有哪些？

（2）何为背驮式肝脏移植，与经典肝脏移植相比有什么不同？

（3）背驮式肝脏移植病肝切除第三肝门的分离过程，受者下腔静脉的成型吻合过程下腔静脉成形如何选择吻合口？

（4）再次肝脏移植术与首次肝脏移植术的主要区别是什么？

（5）血管重建及胆道吻合的主要方式有哪些？

## 10.2.5 成人活体肝脏移植技术

供肝匮乏是中国肝脏移植医师需要长期面对的问题，为扩大供肝来源，活体肝脏移植成为终末期肝病患者的重要选择之一。本节主要介绍成人活体肝脏移植，以期进一步完善供者评估、提高活体供肝脏移植手术操作技术，减少并发症，提高临床医疗质量。

### 1. 课时

平台授课 2 学时；基地授课 4 学时。

### 2. 教学内容

（1）供者评估。

（2）活体供肝切取术，包括常见术式。

（3）活体供肝的灌注和修整。

（4）受者肝脏移植手术方式。

### 3. 教学目标

**了解内容**

（1）供者评估。

（2）活体供肝的切取。

（3）活体供肝的灌注和修整。

（4）活体供肝的植入。

#### 4. 重点、难点问题

本教材的重点在于活体肝脏移植与尸体捐献肝脏移植相比的优缺点，活体肝脏移植供者术前医学评估以及术后随访的内容。难点问题在于不同供肝切取（左外侧叶、左半肝或右半肝）手术方式以及手术中对于多支血管处理。

#### 5. 思考题

简述成人活体肝脏移植的手术步骤。

### 10.2.6 儿童肝脏移植

近年来，儿童肝脏移植已在世界上多数临床医学中心得到应用与推广。目前，儿童肝脏移植术后 1、5 年生存率分别为 91.1% 和 86.3%。随着儿童肝脏移植相关学科的发展，适合肝脏移植的儿科疾病谱不断扩大，对儿童肝脏移植的需求量迅速增长，移植等待时间和等待期间病死率逐渐上升。在此背景下，逐渐发展出基于肝脏分段解剖的供肝劈离技术和活体肝脏移植（living donor liver transplantation，LDLT）技术，这些技术不仅拓展了儿童肝脏移植供肝来源，而且为低龄儿童及婴幼儿肝脏移植创造了条件。随着儿童肝脏移植相关学科的发展，适合肝脏移植的儿科疾病谱不断扩大，对儿童肝脏移植的需求量迅速增长。本节从儿童肝脏移植的适应证和禁忌证、术前评估、手术方式以及围手术期处理等方面介绍儿童肝脏移植技术。

#### 1. 课时

平台授课 2 学时；基地授课 4 学时。

#### 2. 教学内容

（1）儿童肝脏移植适应证和禁忌证。

（2）儿童受者术前评估和处理。

（3）儿童肝脏移植的手术时机。

（4）儿童肝脏移植的手术方式。

（5）儿童 LDLT 供者手术。

（6）儿童公民逝世后器官捐献供肝和成人公民逝世后器官捐献劈离式供肝获取。

（7）儿童肝脏移植受者手术。

（8）儿童肝脏移植术后管理。

（9）ABO 血型不相容的儿童 LDLT。

### 3. 教学目标

**掌握内容**

（1）儿童肝脏移植适应证和禁忌证。
（2）儿童受体术前评估内容和处理原则。
（3）儿童肝脏移植的手术时机。
（4）儿童肝脏移植手术方式。

**熟悉内容**

（1）儿童 LDLT 供者手术。
（2）儿童公民逝世后器官捐献供肝和成人公民逝世后器官捐献劈离式供肝获取。
（3）儿童 LDLT 供者手术。
（4）儿童肝脏移植受者手术。
（5）儿童肝脏移植术后管理。

**了解内容**

ABO 血型不相容的儿童 LDLT。

### 4. 重点、难点问题

（1）准确把握儿童肝脏移植手术适应证和禁忌证。
（2）儿童受者术前评估和处理。
（3）儿童供肝的维护、评估及修整技巧。
（4）儿童 LDLT 供者手术。
（5）成人公民逝世后器官捐献劈离式供肝获取。
（6）儿童肝脏移植术后管理。

### 5. 思考题

（1）儿童肝脏移植的适应证和禁忌证。
（2）儿童受者术前评估内容。
（3）儿童肝脏移植围手术期常见并发症及处理原则。

## 10.2.7　肝脏移植常见并发症及处理

　　肝脏移植手术技术日臻成熟，随着肝脏移植技术的不断完善，受者 5 年生存率已达 70% ～ 85%，但术后各类并发症的发生率为 14% ～ 35%，仍是影响受者生存质量、受者和移植肝长期存活的重要危险因素。本节从肝脏移植术后并发症的诊断、预防与治疗等方面，介绍肝脏移植术后并发症的防治，以期进一步提高肝脏移植术后并发症的诊疗水平，改善肝脏移植受者的近、远期疗效，提升临床质量。

**1. 课时**

平台授课 2 学时；基地授课 4 学时。

**2. 教学内容**

（1）原发性移植肝无功能的预防、诊断及处理方法。
（2）移植术后出血的病因、预防及处理方法。
（3）移植后血管并发症的预防、诊断及处理方法。
（4）近、远期的胆道并发症的预防、诊断及处理方法。
（5）肝脏移植术后代谢并发症的预防、诊断及处理方法。
（6）肾功能不全及肾功能衰竭。
（7）其他系统并发症（心血管系统、神经系统、精神系统）。

**3. 教学目标**

**掌握内容**

（1）近、远期的胆道并发症的预防、诊断及处理方法。
（2）移植后血管并发症的预防、诊断及处理方法。
（3）原发性移植肝无功能的预防、诊断及处理方法。
（4）移植术后感染与防治。

**熟悉内容**

（1）移植术后出血的原因、临床表现与诊断要点、预防及处理方法。
（2）代谢并发症。

**了解内容**

肝脏移植术后肾功能不全及肾功能衰竭的病因、诊断与处理方法。

**4. 重点、难点问题**

（1）移植术后出血的预防与处理。
（2）胆道并发症病因、预防及处理原则。
（3）肝脏移植术后血管并发症的分类、病因、与血管吻合的关系、预防与治疗措施。
（4）原发性移植肝无功能的概念、主要的病因、诊断要点及处理措施。

**5. 思考题**

（1）移植术后患者突发高热主要病因，如何诊治？
（2）移植术后患者突发上腹部疼痛，需要考虑哪些方面的病因？如果伴有腹膜刺激征，下一步的处理措施？
（3）移植术后患者定期随访过程中，复查血常规提示白细胞持续降低，主要的原因？如何处理？

### 10.2.8　肝脏移植术后原发病复发

肝脏移植术后原发病复发是影响移植物和受者生存的主要因素之一。本节从肝脏移植术后各复发原发病的诊断标准和治疗原则方面介绍肝脏移植术后原发病复发诊疗技术，以期提高肝脏移植受者的近、远期疗效，提升临床质量。

**1. 课时**

平台授课 2 学时；基地授课 4 学时。

**2. 教学内容**

（1）肝脏移植术后肿瘤复发的预防与治疗。
（2）肝脏移植术后病毒性肝炎复发的预防与治疗。
（3）原发性胆汁性肝硬化复发的诊断、预防与治疗。
（4）原发性硬化性胆管炎的风险因素与诊断。
（5）自身免疫性肝炎复发的预防与治疗。
（6）酒精性肝病的复发危险因素与预防。
（7）非酒精性脂肪性肝病的复发危险因素与预防。

**3. 教学目标**

**掌握内容**

（1）肝脏移植术后肿瘤复发的预防与治疗。
（2）肝脏移植术后病毒性肝炎复发的预防与治疗。

**熟悉内容**

（1）原发性胆汁性肝硬化复发的诊断、预防与治疗。
（2）原发性硬化性胆管炎的风险因素与诊断。
（3）酒精性肝病复发危险因素与预防。

**了解内容**

（1）自身免疫性肝炎复发的预防与治疗。
（2）移植术后肝炎的主要类型、诊断与主要的抗病毒治疗方案。
（3）肝癌肝脏移植患者抗病毒治疗及免疫抑制剂应用的研究进展。
（4）非酒精性脂肪性肝病的复发危险因素与预防。
（5）肝脏移植治疗肝癌的研究进展。

**4. 重点、难点问题**

病毒性肝炎复发的诊断、预防及治疗措施，肝癌复发原因，免疫抑制剂对肝癌复发的影响等。

**5. 思考题**

（1）减少酒精性肝硬化复发的措施？
（2）肝脏移植术后丙型肝炎病毒感染的预防措施？
（3）肝癌肝脏移植受者肝癌复发的筛查措施？
（4）近年来，肝癌患者肝脏移植治疗的适应证有哪些变化？

## 10.2.9 肝脏移植术后免疫抑制治疗

肝脏虽为"免疫特惠器官"，肝脏移植术后急性排斥反应发生率及严重程度明显低于其他器官移植，但术后排斥反应仍较为常见，规范的免疫抑制治疗是保证移植效果的关键。本节针对肝脏移植术后免疫抑制剂应用原则、常用方案及各类型排斥反应的诊断与治疗等方面，介绍肝脏移植免疫抑制治疗与排斥反应诊疗技术范，以期进一步提高肝脏移植术后免疫抑制治疗及排斥反应诊疗水平，提升肝脏移植受者的近、远期疗效。

**1. 课时**

平台授课 3 学时；基地授课 6 学时。

**2. 教学内容**

（1）肝脏移植术后免疫抑制剂应用原则。
（2）肝脏移植术后常用免疫抑制剂。
（3）肝脏移植常用免疫抑制方案。
（4）肝脏移植术后排斥反应的诊断和处理。

**3. 教学目标**

**掌握内容**

（1）常用免疫抑制剂及其应用原则。
（2）肝癌肝脏移植术后免疫抑制方案。
（3）肾功能受损受者的免疫抑制方案。
（4）再次肝脏移植术后免疫抑制方案。
（5）合并感染受者的免疫抑制方案。

**熟悉内容**

免疫抑制剂的种类与作用机制。

**了解内容**

肝脏移植术后各类免疫抑制剂的药理特点及不良反应。

### 4. 重点、难点问题

重点是掌握常用免疫抑制剂及其常用的免疫抑制方案，难点在于免疫抑制剂应用原则、常用方案。

### 5. 思考题

（1）肝癌肝脏移植和肾功能受损的肝脏移植受者的免疫抑制方案？
（2）肝脏移植术后各类免疫抑制剂的药理特点及不良反应是什么？

## 10.2.10 肝脏移植术后排斥反应的诊断和处理

排斥反应是器官移植术后不可避免的病理生理过程，是导致移植失败的主要原因，其机制复杂，涉及众多的分子和信号通路。同种异体肝脏移植术后排斥反应仍较为常见，大多数受者术后可能发生 1 次或多次排斥反应，并导致 5%～10% 的移植肝失功。按照排斥反应发生的时间和组织病理学特征，肝脏移植术后排斥反应分为超急性排斥反应、急性排斥反应、慢性排斥反应和移植物抗宿主病（graft versus host disease，GVHD）。本节介绍肝脏移植术后排斥反应的规范诊疗，以期进一步提高肝脏移植排斥反应诊疗水平，提升肝脏移植受者的近、远期疗效。

### 1. 课时

平台授课 1 学时；基地授课 2 学时。

### 2. 教学内容

（1）超急性排斥反应的诊断和处理。
（2）急性排斥反应的诊断和处理。
（3）急性排斥反应的诊断和处理。
（4）GVHD 的诊断和处理。

### 3. 教学目标

**掌握内容**

（1）肝脏移植术后排斥反应的分类。
（2）急性排斥反应的危险因素、临床表现和诊断、预防与治疗。
（3）超急性排斥反应的病因、临床表现和诊断、预防与治疗。

**熟悉内容**

（1）肝脏移植术后排斥反应的治疗原则。
（2）慢性排斥反应的临床表现与诊断。

**了解内容**

移植物抗宿主病的危险因素、发病机制、临床表现、预防与治疗。

### 4. 重点、难点问题

重点是掌握急性排斥反应的诊断与治疗，难点是免疫抑制剂应用原则、常用方案。

### 5. 思考题

肝脏移植术后排斥反应的分类和病因？

## 10.2.11 肝脏移植术后随访

随着肝脏移植受者数量的增加和生存时间的延长，加强术后随访对提高受者生存质量和移植肝长期存活至关重要。本节介绍肝脏移植受者术后随访的方式、内容等，以期提高肝脏移植术后随访质量，提升肝脏移植医疗质量。

### 1. 课时

平台授课 1 学时；基地授课 2 学时。

### 2. 教学内容

（1）肝脏移植术后随访的内容。
（2）肝脏移植术后随访的项目及频率。
（3）免疫抑制剂应用的注意事项。
（4）生活指导。
（5）儿童肝脏移植受者的心理健康和生长发育。

### 3. 教学目标

**掌握内容**

肝脏移植受者术后随访的内容，近远期随访的项目和频率，免疫抑制剂应用注意事项。

**熟悉内容**

肝脏移植术后生活指导的意义和内容。

**了解内容**

儿童肝脏移植受者的心理健康和生长发育特点。

### 4. 重点、难点问题

（1）肝脏移植术后中、长期的目标，随访的质量保证。

（2）肝脏移植随访的内容、并发症的处理。

（3）移植肝穿刺活检的适应证以及并发症的处理。

### 5. 思考题

（1）如何保证肝脏移植受者随访质量？

（2）肝脏移植随访过程中移植相关并发症的处理？

## 10.2.12　肝脏移植相关影像学

肝脏移植影像学检查涉及供、受者术前和术后多个观察项目，只有移植外科与影像科密切合作，才能充分发挥不同影像学检查的技术特点，完成肝脏移植的各项临床要求。本节针对肝脏移植供、受者术前和术后临床特点，介绍肝脏移植影像学检查技术，以期帮助培训医师掌握肝脏移植相关影像学检查，选用合理的影像技术，提高相关疾病的诊断率。

### 1. 课时

平台授课 1 学时；基地授课 4 学时。

### 2. 教学内容

（1）肝脏移植影像学检查的选择与目的。

（2）肝脏移植影像学检查技术特点。

### 3. 教学目标

#### 了解内容

（1）肝脏移植影像学检查的选择与目的。

（2）肝脏移植影像学检查的技术特点。

### 4. 重点难点问题

肝脏移植受者肝脏影像学和胆道影像学检查的选择。

### 5. 思考题

（1）移植肝动脉狭窄典型影像学表现。

（2）移植肝胆道并发症的典型影像学表现。

## 10.2.13　肝脏移植病理

病理学是诊断移植肝排斥反应及其他疾病的金标准，本节从移植肝病理学基本原则、切除病肝的病理学检查临床技术、供肝病理学评估的临床技术、移植肝病理学检查临床技术等方面，介绍移植肝病理学临床技术，以期掌握临床肝脏移植病理的应用，移植肝排斥反应类型及其病理学特征等。

### 1. 教学课时

平台授课 2 学时；基地授课 4 学时。

### 2. 教学内容

（1）肝脏移植病理的基本内容。
（2）供肝病理学评估的意义和病理学基本方法。
（3）移植肝脏的主要并发症类型及其基本病理学特征。
（4）移植肝脏排斥反应的类型及其病理学诊断要领。

### 3. 教学目标

**掌握内容**

（1）移植肝脏病理学的意义和作用。
（2）移植肝脏主要的并发症的病理学特点。
（3）移植肝脏排斥反应的病理学诊断要点。

**熟悉内容**

移植肝脏并发症的基本类型。

**了解内容**

供肝病理学评估的基本内容和病理学方法。

### 4. 重点问题和难点问题

重点是讲述移植肝脏排斥反应的类型及其病理学诊断要点，难点是移植肝脏抗体介导性排斥反应诊断。

### 5. 思考题

（1）移植肝脏并发症的主要类型？
（2）移植肝脏并发症诊断的主要方法？
（3）移植肝脏排斥反应的类型和诊断方法？

# 第11章

# 肾 脏 移 植

## 11.1 教材内容

肾脏移植是器官移植的"先驱",手术例数和临床效果迄今仍居所有器官移植的首位。我国的肾脏移植始于 20 世纪 60 年代,经过几代人的不懈努力,取得了令世人瞩目的成绩。同种异体肾脏移植已成为挽救慢性肾衰竭患者生命的最有效治疗措施,是终末期肾病患者的最佳替代治疗方法。2015 年实行公民逝世后器官捐献制度后,我国的肾脏移植发展迅速,成为各种实体器官移植中数量最多、成功率最高的移植项目,在数量和质量上均居于世界前列。

肾脏移植与常规手术相比,存在很多特殊性,如涉及供器官的质量、受者病情更加复杂,围手术期并发症多,术后需长期应用免疫抑制治疗等。本章从尸体器官捐献、供体评估、获取与移植、围手术期与术后随访管理以及移植并发症防治等方面介绍肾脏移植相关技术操作规范,以期指导器官移植临床诊疗,提高医疗服务质量。

肾脏移植教学的培训时间为 1 年,分为理论课程和临床实践能力培训两部分。理论课采用线上和线下授课相结合的方式,主要讲授肾脏移植临床理论课程,如肾脏移植的适应证、禁忌证、术前评估、准备,手术步骤及注意事项、围手术期管理、并发症预防与处理、术后随访等。理论课程包括 15 节内容,共 80 学时,40 学分,其中平台授课为 26 个学时,基地授课 54 学时。临床实践能力培训由教学基地组织,在培训导师的指导下,在教学基地从事肾脏移植临床工作,如供者评估、维护与获取,供肾修整、肾脏移植手术、围手术期管理、肾脏移植受者随访,以及肾脏移植受者的并发症预防、诊断和治疗等。其中以主要术者(上台时间不低于 90% 的手术时间)参加肾脏移植手术(包括供肝修整和病肝切除和供肝植入)不少于 20 例,参加活体供肾切取术不少于 5 例,分管临床病例不少于 20 人,参加供体评估及尸体器官获取手术不少于 10 例。参加培训基地组织的病例讨论、教学查房、学术报告等。

| 序号 | 教学提纲 | 平台授课<br>（学时/学分） | 基地授课<br>（学时/学分） | 总学时 | 学分 |
|---|---|---|---|---|---|
| 1 | 肾脏移植的适应证和禁忌证 | 1/0.5 | 2/1 | 3 | 1.5 |
| 2 | 肾脏移植受体术前检查和准备 | 1/0.5 | 2/1 | 3 | 1.5 |

续表

| 序号 | 教学提纲 | 平台授课（学时/学分） | 基地授课（学时/学分） | 总学时 | 学分 |
|---|---|---|---|---|---|
| 3 | 肾脏移植尸体供者的评估与选择 | 2/1 | 4/2 | 6 | 3 |
| 4 | 供肾灌注、保存及修复（包括机械灌注） | 1/0.5 | 2/1 | 3 | 1.5 |
| 5 | 肾脏移植术技术（包括再次、高危移植） | 4/2 | 8/4 | 12 | 6 |
| 6 | 活体肾脏移植 | 2/1 | 4/2 | 6 | 3 |
| 7 | 儿童肾脏移植 | 2/1 | 4/2 | 6 | 3 |
| 8 | 肾脏移植外科并发症处理 | 2/1 | 4/2 | 6 | 3 |
| 9 | 移植肾功延迟恢复 | 1/0.5 | 2/1 | 3 | 1.5 |
| 10 | 肾脏移植免疫抑制治疗 | 1/0.5 | 2/1 | 3 | 1.5 |
| 11 | 肾脏移植排斥反应 | 2/1 | 6/3 | 8 | 4 |
| 12 | 慢性移植肾损害 | 2/1 | 4/2 | 6 | 3 |
| 13 | 肾脏移植术后随访 | 2/1 | 4/2 | 6 | 3 |
| 14 | 肾脏及肾脏移植病理 | 2/1 | 4/2 | 6 | 3 |
| 15 | 肾脏移植相关影像学 | 1/0.5 | 2/1 | 3 | 1.5 |
| | 总　计 | 26/13 | 54/27 | 80 | 40 |

# 11.2　教学形式

## 11.2.1　肾脏移植的适应证和禁忌证

肾脏移植与透析治疗相比，受者的生存率和生活质量较高。因此，原则上任何慢性肾病导致的不可逆性终末期肾病（end stage renal disease，ESRD）均是肾脏移植的适应证。但由于原发病变性质、患者年龄、机体免疫状态以及影响移植肾功能有关的危险因素，并不是所有 ESRD 患者均适宜接受肾脏移植手术。严格选择合适的肾脏移植受者和做好移植术前的准备是提高肾脏移植质量和移植肾受者长期生存率的关键。本节介绍肾脏移植的适应证和禁忌证，以期通过学习，让培训医师更好地把握肾脏移植的临床指征，严格选择肾脏移植受者，提高肾脏移植临床质量。

### 1. 课时

平台授课 1 学时；基地授课 2 学时。

### 2. 教学内容

（1）肾脏移植的适应证。

（2）肾脏移植的禁忌证。

### 3. 教学目标

**掌握内容**

（1）肾脏移植的常见适应证
（2）肾脏移植的绝对禁忌证。

**熟悉内容**

肾脏移植的相对禁忌证。

**了解内容**

（1）肾脏移植的适应证其他引起终末期肾脏病的疾病。
（2）肾脏移植的禁忌证其它重要脏器终末期疾病。

### 4. 重点、难点问题

（1）肾脏移植常见的适应证、主要禁忌证。
（2）肾脏移植相对禁忌证的把握。

### 5. 思考题

（1）肝炎病毒感染属于是肾脏移植的绝对禁忌证的情形有哪些？
（2）肾脏移植适应证中哪些肾小球肾炎是需要慎重选择手术时机？
（3）肿瘤患者何种情况下可以行肾脏移植？

## 11.2.2 肾脏移植受体术前检查和准备

肾脏移植与透析治疗相比，受者的生存率和生活质量较高。因此，原则上任何慢性肾病导致的 ESRD 均是肾脏移植的适应证。但由于原发病变性质、患者年龄、机体免疫状态以及影响移植肾功能有关的危险因素，并不是所有 ESRD 患者均适宜接受肾脏移植手术。严格选择合适的肾脏移植受者和做好移植术前的准备是提高肾脏移植质量和移植肾受者长期生存率的关键。本节介绍等待肾脏移植受者应进行的病史采集、体格检查、实验室检查、辅助检查、移植前准备等，以期规范临床受者术前评估与准备流程，以利于更好地把握肾脏移植手术指征，保证肾脏移植手术以及肾脏移植的疗效。

### 1. 课时

平台授课 1 学时；基地授课 2 学时。

### 2. 教学内容

（1）肾脏移植受体术前评估项目。
（2）肾脏移植受体术前检查和准备。

### 3. 教学目标

**掌握内容**

（1）肾脏移植受者术前常规评估实验室检查内容和结果解读，包括常规实验室检查和特殊实验室检查（血型检测及供受体配型）。

（2）肾脏移植受者术前常规辅助检查内容及结果解读，包括心电图、X线或胸部CT、腹部及盆腔超声（必要时CT）等。

（3）肾脏移植受者移植前一般准备及处理，包括患者心理评估及护理、改善患者全身状况的措施、预防与控制感染、免疫抑制剂的应用方案等。

**熟悉内容**

（1）肾脏移植受者需要选择特殊辅助检查的情形及检查项目，包括心电图异常或有心脏疾病病史、体征的患者、有血管病变者、有消化道病史或症状者以及其他需要特殊检查的患者需选择的特殊检查。

（2）原发疾病的评估、实验室和辅助检查及结果解读。

（3）高危肾脏移植受者术前准备及处理术前预存DSA清除血浆置换、免疫吸附、生物制剂治疗等。

（4）自体肾切除适应证、时机和手术方法。

（5）肾脏移植术前需要纠正的泌尿外科疾病，如解除尿路梗阻的手术、纠正膀胱功能障碍的手术。

**了解内容**

ABOi受者的术前准备内容血型抗体滴度、凝血功能、组织配型、血浆处理、抗CD20单抗、抗体滴度检测及口服免疫抑制剂的治疗等。

### 4. 重点、难点问题

（1）肾脏移植受者配型结果解读、常规实验室辅助检查内容及结果解读。

（2）肾脏移植受者的常规术前准备。

### 5. 思考题

（1）肾脏移植受者的配型与肾脏移植预后的关系。

（2）肾脏移植受者术前常规实验室检查和辅助检查内容及结果评估。

（3）肾脏移植受者常规术前准备及处理。

## 11.2.3 肾脏移植尸体供者的评估与选择

绝大多数潜在的尸体供者或多或少存在各种问题，如年龄较大、既往有高血压或糖尿病病史、重症监护室治疗期间出现低血压、心肺复苏及感染等。这些问题可导致移植物存活时间缩短及术后移植物功能延迟恢复、感染等的发生。因此，对肾脏移植尸体供者应作科学、合理和有针对性的评估。为了进一步规范肾脏移植尸体供者的选择和评估操作，本节介绍肾脏移植尸体供者的选择和评估等内容，以期指导临床对肾脏移植尸体供者进行科学、合理和有针对性的评估。

### 1. 课时

平台授课 2 学时；基地授课 4 学时。

### 2. 教学内容

（1）肾脏移植尸体供者的选择标准。
（2）肾脏移植尸体供者的评估。

### 3. 教学目标

**掌握内容**

（1）尸体供体应具备的一般条件。
（2）尸体供体选择的相对禁忌证和绝对禁忌证。
（3）肾脏移植尸体供体评估的基本内容。
（4）尸体供肾质量评估基本内容。

**熟悉内容**

（1）供体器官功能维护策略。
（2）影响供肾质量的供者原发病和临床状况。
（3）感染性供者的使用。

**了解内容**

成人供体质量评分体系。

### 4. 重点、难点问题

（1）尸体供体应具备的一般条件，尸体供体选择的相对禁忌证和绝对禁忌证。
（2）肾脏移植尸体供体评估的基本内容。
（3）供体器官功能维护策略。

### 5. 思考题

（1）合并 ARF 供体供肾选择标准。
（2）尸体供体选择的相对禁忌证和绝对禁忌证。
（3）应用 LifePort 肾转运器参数判断供肾质量的依据。
（4）尸体供体维护的主要目标和措施。

### 11.2.4　供肾灌注、保存及修复

为了获取更高质量的供肾，在切取时应尽可能缩短热缺血时间，尽快地原位灌注器官。供肾切取后，在移植之前，需要在灌注保存液中保存一段时间。供肾保存过程中，传统冷保存（cold storage，CS）因操作方便，保存标准供肾效果较好，一直是供肾保存的金标准。但随着我国公民逝世后器官捐献工作的全面展开，供肾的保存与维护工作被赋予更高要求，扩大标准供者（extended criteria donor，ECD）与心脏死亡器官捐献（donation after cardiac death，DCD）供者器官对冷、热缺血损伤的耐受性较差，单纯 CS 对该类肾脏的保存作用有限。因此，机械灌注作为一种可有效改善器官质量、有良好发展前景的体外保存方式逐渐得到重视与应用。

目前，临床实践应用的肾脏灌注方式包括低温机械灌注（hypothermic machine perfusion，HMP）和常温机械灌注（normothermic machine perfusion，NMP）；仍处于动物及临床前研究的包括亚低温机械灌注（subnormothermic machine perfusion，SNMP）及控制性携氧复温（controlled oxygenated rewarming，COR）灌注。无论何种灌注方式都可一定程度缓解在 CS 过程中发生的能量与氧气缺乏，改善供肾质量。

为了进一步规范供肾灌注、保存和修复的技术操作，本节介绍器官保存液的选择、灌注和保存方法的原则及规范、肾脏体外修复等方面内容，以期帮助培训医师掌握选择器官保存液以及供肾灌注和保存的方法，熟悉器官保存液的原理、体外修复等技术，提高供肾保存质量，保证肾脏移植临床质量。

#### 1. 课时

平台授课 1 学时；基地授课 2 学时。

#### 2. 教学内容

（1）肾脏器官保存液的选择。
（2）肾脏灌注和保存方法的原则及规范。
（3）肾脏体外修复。

#### 3. 教学目标

**掌握内容**

（1）肾脏静态冷保存的操作要点和注意事项。
（2）缩短冷缺血时间的意义。

**熟悉内容**

（1）常用静态冷保存液的分类、主要配方和特点。
（2）冷保存的时间。
（3）肾脏低温机械灌注液与静态冷保存液的区别。

（4）肾脏低温机械灌注参数的监测以及灌注液生物标志物的意义。

（5）低温机械灌注修复肾脏的方法与原理。

**了解内容**

（1）常温机械灌注液的主要成分。

（2）肾脏常温机械灌注的潜在价值。

（3）肾脏常温机械灌注的现状。

### 4. 重点、难点问题

**重点问题**

（1）静态冷保存液中细胞内液型和细胞外液型灌注液的成分特点。

（2）冷缺血时间对肾脏移植术后的影响。

（3）肾脏静态冷保存和低温机械灌注操作要点。

（4）常温机械灌注的潜在价值。

**难点问题**

（1）低温机械灌注修复肾脏的原理。

（2）低温机械灌注修复肾脏的研究进展。

（3）肾脏常温机械灌注与低温机械灌注修复肾脏的比较优势。

### 5. 思考题

（1）长时间冷缺血对肾脏移植的危害。

（2）肾脏低温机械灌注参数的意义。

## 11.2.5　肾脏移植术

肾脏移植术包括供肾切取术、移植肾修整术和供肾植入术，为了进一步规范肾脏移植手术的技术操作，本节从尸体供肾切取术、供肾修整术、供肾植入术等方面介绍相应的诊疗规范，以期规范培训医师的肾脏移植术的操作过程，提高肾脏移植手术质量。

### 1. 课时

平台授课 4 学时；基地授课 8 学时。

### 2. 教学内容

（1）尸体供肾切取术操作流程，包括切取前准备、切取供体方法、供肾修复方法、供肾灌注方法等。

（2）供肾修整术操作流程。

（3）供肾植入手术的操作流程。

### 3. 教学目标

**掌握内容**

（1）尸体供肾切取术的术前准备、灌注方法和手术方式。

（2）供肾修整术的手术操作、血管重建的常见方式、离体移植肾穿刺术。

（3）供肾植入手术的规范化操作流程，髂内动脉与肾动脉的端端吻合方式、髂外动脉与肾动脉的端侧吻合方式，供肾静脉与髂外静脉的腔内和腔外吻合方式，输尿管与膀胱间断或连续吻合的缝合方式选择肾周引流管的放置方式。

**熟悉内容**

（1）尸体供者肝 – 肾联合切取术的术前准备、灌注方法和手术方式，LifePort 机械灌注的操作流程和指数判读。

（2）多次肾脏移植的手术方式、原移植肾切除术的要点、成人边缘双供肾脏移植的手术方式。

**了解内容**

（1）器官保存的原则和不同器官保存液的异同、婴儿供肾获取时的灌注方法、整块供肾的修整方式。

（2）婴儿供肾的整块移植手术方式、困难供肾（马蹄肾、双输尿管畸形）的植入方式。

### 4. 重点、难点问题

**重点问题**

（1）尸体供肾切取术的准备和手术方式、供肾修整术和血管重建的操作方式、离体移植肾穿刺术。

（2）供肾植入手术的规范化操作流程、髂血管的选择和移植肾位置的摆放。

**难点问题**

（1）多支血管的重建、供肾包膜或实质破裂的处理、供肾结石的离体取石术。

（2）成人边缘双供肾脏移植的手术方式和婴儿供肾整块移植的手术方式。

### 5. 思考题

（1）供肾为右肾时，肾静脉延长有哪几种方式？如何选择？

（2）供肾修整时发现上极有一个较大的极支被获取时误伤离断，该如何处理？

（3）如何避免零点肾穿刺的出血并发症？

（4）肾脏移植常规选取放置在右侧髂窝，哪些情况下会考虑放置在左侧髂窝？

（5）一名患者即将接受第 3 次肾脏移植手术，而前 2 次移植肾均未切除，如何选择手术部位并进行第 3 个移植肾的植入？

（6）肾脏移植过程中选择肾动脉与受者髂内动脉或髂外动脉进行吻合的方式各有哪些

优缺点?

## 11.2.6　活体肾脏移植

活体肾脏移植的人、肾长期存活率均明显优于尸体肾脏移植。与尸体肾脏移植相比，活体肾脏移植主要具有以下优势：①组织相容性较好，远期存活率更高，即使人类白细胞抗原（human leukocyte antigen，HLA）配型不理想的活体肾脏移植其远期存活率也优于HLA配型良好的尸体肾脏移植；②能够充分进行术前检查，评估供肾质量；③扩大供肾来源，缩短透析和等待时间；④能选择合适的手术时机，缩短移植肾缺血时间；⑤便于在供者健康状况允许的条件下，在移植术前对受者进行免疫干预。

正因为活体肾脏移植的诸多优势，使其在世界各国得以广泛开展。但同时应明确的是，活体肾脏移植是一种涉及健康个体手术的特殊类型的医疗实践，必须严格规范以最大程度地保障供、受者利益。本节基于我国器官移植的法律法规，总结我国和国外活体供肾脏移植的临床经验，借鉴循证医学证据以及中外指南，从活体肾脏移植的基本原则、活体供肾者的医学评估和选择、活体肾脏移植受者的评估、活体供肾切取术等方面介绍活体肾脏移植临床诊疗规范，以期规范活体肾脏移植的临床技术操作。

### 1. 课时

平台授课2学时；基地授课4学时。

### 2. 教学内容

（1）活体肾脏移植现状，法律、伦理、知情同意原则。
（2）活体供肾者的医学评估和选择、受者的评估和选择。
（3）活体供肾切取术的常见术式。

### 3. 教学目标

#### 掌握内容

（1）活体肾脏移植法规，伦理和知情同意原则。
（2）活体肾脏移植与死亡捐献肾脏移植相比的优缺点。
（3）活体供肾者的医学评估内容。
（4）活体供肾者术后注意事项。
（5）供肾侧别选择原则。
（6）活体腹腔镜活体供肾切取和开放手术供肾切取。

#### 熟悉内容

（1）活体肾脏移植历史与现状。
（2）活体供肾者的近、远期风险。
（3）活体供者的随访。

（4）活体供肾者评估的进展。

（5）围手术期处理。

（6）加速康复外科在供肾切取中的应用。

（7）供肾多支血管的选择与处理。

**了解内容**

（1）其他国家的活体捐献模式。

（2）发达国家对活体供者的随访和保障。

（3）其他微创供肾切取方式及优缺点。

### 4. 重点、难点问题

**重点问题**

（1）活体肾脏移植法规、伦理和知情同意原则、死亡捐献肾脏移植相比的优缺点。

（2）供者医学评估和术后随访。

**难点问题**

（1）活体移植的伦理思考。

（2）目前难以确定风险的医学问题的综合评估。

（3）右侧供肾切取以及供肾多支血管处理。

### 5. 思考题

（1）我国活体肾脏移植对供者的规定？

（2）如何正确理解活体捐献和"伤害"的关系？

（3）如何理解供肾评估标准中的"灰区"？

（4）供肾侧别的选择原则？

## 11.2.7 儿童肾脏移植

肾脏移植是儿童 ESRD 的首选肾脏替代治疗方式。儿童 ESRD 的原发疾病谱与成人明显不同，而且儿童在生理、心理、机体状态、各器官功能、免疫状态、药物代谢以及对药物的反应等方面具有不同于成人的特点，在肾脏移植术前评估、手术方式、围手术期处理和术后管理等多个方面亦有不同之处，因此有必要独立制定儿童肾脏移植临床诊治规范。另外，随着我国器官来源的增多，儿童受者低龄化是必然的趋势，既往儿童肾脏移植多采用成人供肾，但这种方式存在诸多不足，在低龄儿童受者中尤其明显。儿童供肾的出现和应用将改善这些问题。儿童逝世后器官捐献供者的器官功能维护、评估及应用方面有其特殊性。不同发育阶段的儿童供者在脑死亡判定标准、器官功能维护、受者选择、手术方式等方面与成人也有较大差异。

本节从儿童肾脏移植的适应证和禁忌证、受者术前评估及处理、供肾选择与手术方式、围手术期管理、免疫抑制方案、术后长期随访等方面介绍儿童肾脏移植技术规范，以期规范我国儿童供肾使用和儿童肾脏移植的开展。

**1. 课时**

平台授课 2 学时；基地授课 4 学时。

**2. 教学内容**

（1）儿童肾脏移植适应证和禁忌证。
（2）儿童受者术前评估和处理。
（3）儿童供肾的选择和供肾切取术。
（4）儿童患者围手术期管理。
（5）儿童肾脏移植术后免疫抑制剂方案选择和术后随访。

**3. 教学目标**

**熟悉内容**

儿童终末期肾病常见病因和肾脏移植术常见术后肾病复发类型。

**了解内容**

（1）儿童肾脏移植适应证和禁忌证以及受体术前评估内容和处理原则。
（2）儿童供肾的维护、评估及供肾修整。
（3）儿童受者围手术期包括术前、术中和术后的治疗原则。
（4）常见免疫抑制剂诱导和维持方案个体化选择。
（5）儿童心理评估内容、术前合并症的处理及移植时机的选择。
（6）患儿围手术期常见并发症及处理原则。
（7）儿童免疫抑制剂药效学和药代学和随访计划。
（8）儿童供、受者的匹配原则。
（9）预防术后血栓形成的措施。

**4. 重点、难点问题**

（1）准确把握儿童肾脏移植手术适应证和禁忌证。
（2）术前评估患儿是否有手术风险，纠正术前不适合手术患儿的机体状态，使其具有肾脏移植的机会。
（3）儿童供肾的维护、评估及双肾整块修整技巧。
（4）患儿术后容量精准控制，预防术后动脉血栓形成。
（5）儿童免疫抑制剂诱导和维持方案个体化选择，患儿术后依从性。

**5. 思考题**

（1）儿童肾脏移植的适应证和禁忌证？

（2）儿童受者术前评估内容？

（3）儿童肾脏移植围手术期常见并发症及处理原则？

## 11.2.8  肾脏移植外科并发症处理

肾脏移植术后外科并发症是指肾脏移植术后肾血管、输尿管、淋巴管受损可能并发的外科学病症，其发生率为 5%~10%，但某些并发症一旦发生后果严重，常导致死亡，故及时诊断和处理非常重要。本节从切口感染、切口裂开、切口渗血或出血、尿漏、尿路梗阻、尿路结石、淋巴漏和淋巴囊肿、移植肾破裂、肾动脉血栓、肾静脉血栓形成、肾动脉或静脉破裂、移植肾动脉狭窄、移植肾动脉瘤和动静脉瘘等并发症的处理技术方面介绍了肾脏移植术后外科并发症处理技术操作规范。以期通过本节的学习，帮助培训医师掌握和熟悉肾脏移植常见并发症的临床表现、预防、诊断和处理，保证临床疗效并提升医疗质量。

### 1. 课时

平台授课 2 学时；基地授课 4 学时。

### 2. 教学内容

（1）切口感染、裂开、渗血或出血的原因、临床表现及处理方法。

（2）尿漏、尿路梗阻、尿路结石的原因、临床表现及处理方法。

（3）淋巴漏、淋巴囊肿的原因、临床表现及处理方法。

（4）移植肾破裂及移植肾血管并发症的原因、临床表现及处理方法。

### 3. 教学目标

**掌握内容**

（1）切口感染、裂开或出血的诊断和处理方法。

（2）尿漏、尿路梗阻的诊断及处理方法。

（3）淋巴漏和淋巴囊肿的处理方法。

（4）移植肾破裂、肾动脉或静脉破裂的诊断和处理原则，移植肾动脉血栓的诊断和处理，移植肾静脉梗阻的预防和处理原则，移植肾动脉狭窄的诊断和处理。

**熟悉内容**

（1）切口感染、裂开或出血的临床表现。

（2）尿漏和尿路梗阻的临床表现，尿路结石的临床表现及处理方法。

（3）淋巴漏和淋巴囊肿的临床表现和诊断。

（4）移植肾破裂的原因，移植肾静脉梗阻的原因和诊断，移植肾动脉狭窄的原因。

**了解内容**

（1）切口感染、裂开或出血的原因和预防措施。

（2）尿漏、尿路梗阻、尿路结石的原因和预防措施。

（3）淋巴漏和淋巴囊肿的原因和预防措施。

（4）移植肾动脉瘤和动静脉瘘的原因、诊断和处理。

### 4. 重点、难点问题

（1）切口感染和切口出血的临床诊断和处理原则。

（2）肾脏移植术后不同时期输尿管梗阻的不同处理方法。

（3）不同情况的淋巴囊肿的临床处理方法。

（4）移植肾破裂、肾动脉或静脉破裂的诊断和处理原则。

### 5. 思考题

（1）肾脏移植术后不同时期输尿管并发症的处理方法。

（2）肾脏移植术后早期切口出血的原因和处理方法。

（3）移植肾破裂的原因、诊断和处理方法。

## 11.2.9 移植肾功能延迟恢复

移植物功能延迟恢复（delayed graft function，DGF）是肾脏移植术后最常见的早期并发症，是移植肾早期急性肾损伤（acute kidney injure，AKI）的一种表现，可引起移植术后少尿，增加移植物免疫原性及急性排斥反应发生的风险，具有肾脏移植过程特有的特性，是影响移植肾长期存活的独立危险因素。1997—2007 年的数据显示尸体供肾肾脏移植 DGF 的发生率约为 24.3%，活体供肾肾脏移植 DGF 的发生率为 4%~10%。目前，心脏死亡器官捐献（donation after cardiac death，DCD）虽然在一定程度上扩大了供体来源，但 DGF 的发生率却显著增加。

本节从 DGF 的发病机制、危险因素、诊断、预防、治疗、预后等方面介绍了肾脏移植术后 DGF 诊疗规范，以期通过本节的学习规范肾脏移植术后移植物延迟恢复的诊断与治疗，提高肾脏移植受者的诊治水平，提高临床疗效并提升医疗质量。

### 1. 课时

平台授课 1 学时；基地授课 2 学时。

### 2. 教学内容

（1）DGF 的定义、发病机制和危险因素。

（2）DGF 的诊断。

（3）DGF 的治疗及预后。

### 3. 教学目标

**掌握内容**

DGF 的诊断、鉴别诊断及治疗原则和方法。

**熟悉内容**

DGF 的病因、危险因素和预防措施。

**了解内容**

DGF 的发病机制。

### 4. 重点、难点问题

（1）DGF 的鉴别诊断及处理原则和方法。
（2）导致 DGF 的危险因素及预防措施。
（3）DGF 患者免疫抑制剂方案的使用。
（4）DGF 治疗中透析治疗的意义、给予的时机和停止的指征。

### 5. 思考题

（1）移植术后少尿、无尿的鉴别诊断和治疗原则。
（2）移植物延迟恢复治疗中透析治疗的意义、给予的时机和停止的指征。
（3）临床上可采取的减少 DGF 发生的措施。
（4）在 DGF 和 DGF 恢复过程中液体治疗的原则。

## 11.2.10　肾脏移植免疫抑制治疗

　　器官移植是迄今治疗终末期器官功能衰竭最为理想的手段。如何提高移植物和移植受者的长期存活率是移植学研究的主要课题，其中，对于免疫抑制剂的研究占据着重要的地位，而免疫抑制剂又是一把"双刃剑"，一面是其抗排斥反应疗效，另一面则是其不良反应。本节介绍了器官移植免疫诱导药物应用技术规范、器官移植维持期免疫抑制剂应用技术规范、器官移植常用免疫抑制方案技术规范、器官移植免疫抑制剂血药浓度监测技术规范和器官移植药物性肝肾损伤治疗技术规范等，以期帮助器官移植工作者规范和优化器官移植免疫抑制剂的临床应用。

### 1. 课时

平台授课 1 学时；基地授课 2 学时。

### 2. 教学内容

（1）肾脏移植维持期免疫抑制药物（作用机制、临床应用、不良反应）。
（2）肾脏移植常用免疫抑制方案的基本原则、免疫诱导期方案、免疫维持期方案。
（3）肾脏移植急性排斥反应冲击治疗方案。
（4）免疫抑制药物血药浓度监测临床意义、检测方法与质控、目标血药浓度、影响药物浓度的因素。

### 3. 教学目标

**掌握内容**

（1）肾脏移植免疫抑制方案基本原则。

（2）肾脏移植不同时期免疫抑制药物目标血药浓度范围及临床意义。

（3）肾脏移植不同时期药物性肝、肾损伤诊断标准、临床分类、防治原则。

**熟悉内容**

（1）肾脏移植不同时期免疫抑制药物目标血药浓度检测方法。

（2）常用免疫抑制方案的分类和优缺点。

**了解内容**

（1）常用免疫抑制方案的注意事项。

（2）影响免疫抑制药物目标血药浓度的因素。

### 4. 重点、难点问题

**重点问题**

（1）常用免疫抑制方案的分类和优缺点。

（2）免疫抑制药物血药浓度监测的临床意义、检测方法及影响因素。

（3）新型免疫抑制剂和免疫抑制方案的优缺点。

### 5. 思考题

（1）为提高临床肾脏移植人/肾存活率，肾脏移植免疫抑制方案的分类中不同方案的优缺点。

（2）DD 肾脏移植免疫诱导期免疫抑制方案与术后 DGF、感染发生的关系。

## 11.2.11 肾脏移植排斥反应

随着肾脏移植外科技术的日臻成熟、组织配型技术的普遍开展、围手术期抗体诱导治疗和新型强效免疫抑制剂的广泛应用，急性排斥反应发生率在逐年下降，但排斥反应仍然是移植肾的主要威胁，是影响移植肾长期存活的首要独立危险因素。

本节总结了各移植中心的肾脏移植临床经验，在《中国肾脏移植排斥反应临床诊疗指南（2016 版）》的基础上，依据 Banff 标准，从超急性排斥反应、急性加速性排斥反应、急性排斥反应、慢性排斥反应等方面介绍了肾脏移植排斥反应临床诊疗规范。以期通过本规范的学习，帮助培训医师掌握和熟悉移植肾脏移植排斥反应的分类、发病机制、临床表现、病理表现和治疗等，充分认识排斥反应的危害和临床表现，提高对移植排斥反应的诊治水平。

**1. 课时**

平台授课 2 学时；基地授课 6 学时。

**2. 教学内容**

（1）超急性排斥反应诊断及处理方法。
（2）加速性排斥反应诊断及处理方法。
（3）急性排斥反应诊断及处理方法。
（4）慢性排斥反应诊断及处理方法。
（5）抗体介导的排斥反应诊断及处理方法。

**3. 教学目标**

**掌握内容**

（1）排斥反应的分类、临床表现和诊断方法。
（2）排斥反应病理活检的指征。
（3）细胞介导排斥反应冲击治疗的指征，方法和疗效评估的方法。
（4）抗体介导排斥反应的诊断、治疗方法和疗效评估的方法。

**熟悉内容**

移植排斥反应的免疫学机制以及各型排斥反应的病理特点。

**了解内容**

抗体介导排斥反应的治疗进展。

**4. 重点、难点问题**

（1）抗体介导排斥反应的诊断、处理。
（2）排斥反应、药物中毒、移植肾血管问题及输尿管问题的鉴别诊断。

**5. 思考题**

（1）移植术后出现肾小球滤过率骤降的原因、鉴别诊断和治疗原则。
（2）病理活检的方法和指征。
（3）激素或生物制剂冲击治疗的指征和时机。

## 11.2.12 慢性移植肾损害

慢性移植肾功能不全是指移植肾发生进行性、不可逆的功能缓慢丧失，肾组织可出现广泛的血管病变、间质纤维化、肾小球硬化及肾小管萎缩等病理表现，临床上常表现为进行性蛋白尿、高血压和肌酐升高；这是一个多因素相互作用、序贯发展的动态变化过程。慢性移植肾功能不全病因复杂，临床表现不典型，及时明确病因是精准治疗的前提。本节从慢性移植肾功能不全的诊断思路和治疗原则、移植肾复发肾小球疾病、钙神经蛋白抑制剂（CNI）肾损伤等方面介绍了慢性移植肾功能不全临床诊疗规范。以期进一步规范慢性移植肾功能不全的诊断和治疗。

**1. 课时**

平台授课 2 学时；基地授课 4 学时。

**2. 教学内容**

（1）学习肾脏移植术前评估原发病复发的风险和对应的术前预处理方案。

（2）肾脏移植后常见复发和新发肾小球疾病的诊治。

（3）移植肾 CNI 肾毒性的诊断，监测和防治，慢性移植肾功能损害的诊治思路。

**3. 教学目标**

**掌握内容**

（1）常见肾小球疾病如 IgA 肾病、膜性肾病、FSGS、膜增生性肾小球肾炎的原发病特点，术后复发的概率和复发的高危因素。

（2）继发性肾小球如疾病糖尿病肾病、ANCA 相关性血管炎、狼疮性肾炎、抗 GBM 肾炎复发的风险和移植手术时机的选择。

（3）肾脏移植后容易复发的原发性肾小球疾病如 IgA 肾病、膜性肾病、FSGS、膜增生性肾小球肾炎的临床表现、诊断，鉴别诊断和个体化治疗。

（4）肾脏移植后容易复发的继发性肾小球疾病的临床表现、鉴别诊断和个体化治疗。

（5）肾脏移植后 CNI 类药物肾毒性的临床表现，移植肾病理表现的特点，急性和慢性 CNI 类药物肾毒性的诊断、鉴别诊断、预防和治疗原则。

（6）移植肾穿刺病理的指征、时机和注意事项。

**熟悉内容**

（1）常见原发性肾小球疾病的特点以及肾脏移植术后复发的风险评估。常见的高复发风险原发病如新月体性 IgA 肾病等，需要特别知晓并告知患者；术前存在复发的风险因素，如抗 PLA2R 抗体水平高等是膜性肾病术后复发的风险因素，而存在复发的高风险因素如抗 GBM 抗体阳性等，则应暂时禁忌肾脏移植，待抗体转为阴性时才可行肾脏移植等。

（2）肾脏移植受者肾小球疾病复发的诊断、评估和个体化治疗原则。

（3）慢性移植肾损害的临床表现、病理诊断、诊断思路和个体化治疗。

（4）肾脏移植术后慢性移植肾功能损害的发病原因、机制、预防和治疗。

**了解内容**

（1）基因检测在肾脏移植术前评估中的价值，特别是针对儿童肾脏移植受者和原发病不明的受者以及一些罕见基因相关肾脏病肾脏移植术后复发的风险评估。

（2）肾脏移植术后复发或者新发肾小球疾病的新型诊断标志物，有助于精准诊断和治疗，了解一些新型药物在复发或者新发肾小球疾病的应用进展。

（3）膜增生性肾小球肾炎的新型分型诊断和个体化治疗。

（4）无创检测慢性移植肾功能损害的检测方法。

（5）非 CNI 免疫抑制剂方案和潜在的益处和风险，切换 CNI 药物的适应证和时机。

### 4. 重点、难点问题

**重点问题**

重视术前原发病的评估，增强原发病术后复发的风险防范意识。

（1）肾脏移植术后原发病复发的临床表现、移植肾穿刺的指征、时机和临床意义。

（2）移植肾活检的作用和在管理术后病人中的价值。

### 5. 思考题

（1）哪些原发病易导致慢性移植肾损害？

（2）肾病复发的诊断和处理措施？

（3）MDT 在移植肾慢性损害诊断治疗中架构？

## 11.2.13 肾脏移植术后随访

肾脏移植手术是受者治疗的开始，移植术后的规律和高质量随访是提高受者长期生存的关键措施。由于不同肾脏移植受者的免疫抑制剂使用的种类和剂量均不完全相同，个体化治疗在较短的住院期间内难以实现，因此应与受者进行长期有效的交流，随时了解受者的状况，以期尽量实现对受者的合理治疗。本节从肾脏移植术后随访的意义、时间、方式、内容、重点，活体供者的长期随访，移植肾穿刺活组织检查术等方面介绍了肾脏移植术后随访规范。以期规范肾脏移植受者术后随访的方式、内容等，提高肾脏移植术后随访质量，提升肾脏移植医疗质量。

### 1. 课时

平台授课 2 学时；基地授课 4 学时。

### 2. 教学内容

（1）肾脏移植术后随访的意义，肾脏移植术后随访时间、方式及内容。

（2）肾脏移植术后随访的重点，活体供者的长期随访。

（3）移植肾穿刺活组织检查术。

### 3. 教学目标

**掌握内容**

肾脏移植受者术后随访的原则，近远期随访的目标，移植肾穿刺活检的适应证。

**熟悉内容**

随访的意义，随访内容，移植肾穿刺活检并发症的处理。

**了解内容**

肾脏移植随访质量保证，个体化随访，穿刺活检的方法。

### 4. 重点、难点问题

（1）肾脏移植术后中、长期的目标，随访的质量保证。

（2）肾脏移植随访的内容、并发症的处理。

（3）移植肾穿刺活检的适应证以及并发症处理。

### 5. 思考题

（1）如何保证肾脏移植受者随访质量？

（2）肾脏移植随访过程中移植相关并发症的处理？

（3）随访过程中移植肾穿刺活检的指征和并发症的处理？

## 11.2.14 肾脏及肾脏移植病理

移植病理学（transplantation pathology）是将病理学的知识与方法应用于器官移植医疗和研究的交叉学科，移植病理学主要观察和研究移植物中所出现的相关病理学变化及其发生机制，并在此基础上与临床体检、血生化检测和影像学检查密切结合，准确、合理地对受者移植前原发性疾病、供者器官质量和受者移植术后出现的多种并发症进行明确诊断，并指导临床予以针对性治疗，以保障移植器官和受者的长期存活。

病理学检查是肾脏移植重要的辅助诊断方法，本节介绍了移植病理学诊断的基本内容、基本原则、基本方法以及尸体供肾病理学评估、移植肾活组织检查（活检）病理学临床技术操作规范、移植肾活检病理学诊断临床技术操作规范、移植肾活检电镜诊断临床技术操作规范等器官移植病理学临床技术操作规范和移植肾脏病理学临床技术操作规范内容。以期提高临床肾脏移植医生的病理诊断应用水平，熟悉临床病理改变与临床疾病的症状和体征和病情变化的联系，提高培训医师的诊治水平。

### 1. 课时

平台授课 2 学时；基地授课 4 学时。

### 2. 教学内容

（1）肾脏病的基本类型、典型病理学特征及其病理学诊断要领。

（2）移植肾活检病理学诊断的基础知识。

（3）移植肾脏主要并发症的病理学特征及其病理学诊断要领。

（4）Banff 移植肾活检病理学诊断标准的基本内容及其主要进展。

### 3. 教学目标

**掌握内容**

（1）供肾活检和移植肾穿刺活检的基本意义、类型和基本方法。

（2）肾脏病理学诊断的基本思路、技术方法特点和基本病变的致病机制、病理学诊断和鉴别诊断要领。

（3）移植肾并发症的基本类型、病理学特征和诊断要领。

（4）Banff 移植肾活检病理学诊断标准及分类中对于移植肾病变诊断的定义、类型和量化分级。

**熟悉内容**

（1）肾脏病理学中特定疾病的国际诊断分类和分级标准。

（2）肾脏疾病和移植肾并发症的病理学诊断中临床诊断的基本思路和方法。

（3）多种病理学病变的鉴别诊断方法。

**了解内容**

（1）肾脏病理学的最新进展。

（2）移植肾病理学的最新进展。

（3）Banff 移植肾活检病理学诊断标准的最新进展。

（4）分子病理和数字病理的基本技术和应用。

### 4. 重点、难点问题

重点是要通过充分学习活检病理学在肾脏疾病和移植肾病理学诊断和治疗中的重要意义及其病理学诊断的特殊性，掌握肾脏病和移植肾并发症主要病变类型的病理学特点及其诊断要领。

主要难点在于掌握肾脏病理中国际分类和移植肾病理学中 Banff 诊断标准及其病变的分级。

### 5. 思考题

（1）肾脏病理学和移植肾病理学诊断的主要方法、病理学诊断思路和主要的病理学技术？

（2）主要的移植肾并发症类型及其基本病理学特征？

（3）移植肾抗体介导性排斥反应的病理学特点及其病理学诊断的方法？

（4）移植肾活检病理学 Banff 诊断标准的主要病变类型及其分级要领？

## 11.2.15  肾脏移植相关影像学

医学影像技术是肾脏移植重要的辅助诊断工具，合理选择和应用影像技术不仅可以快速、准确地建立临床诊断从而提高对疾病的诊断效率，还可以减少医疗成本，提高医疗质量。本节介绍了肾脏移植技术常见的临床医学影像技术，以期规范肾脏移植相关影像技术诊断的应用，帮助培训医师熟悉常见影像表现，提高诊治述评。

## 1. 课时

平台授课 1 学时；基地授课 2 学时。

## 2. 教学内容

（1）超声检查的基本原理、血液动力学指标。

（2）移植肾正常超声表现。

（3）移植肾异常超声包括排异、动静脉血管异常、输尿管梗阻、肾周积液、血肿等。

（4）CT、MRI 的基本原理。

（5）活体供肾、移植肾血管 CTA、MRA 评估。

（6）泌尿系、移植肾 CT 检查。

（7）尿路造影、CTU、MRU。

（8）（移植）肾动脉造影。

（9）泌尿系、移植肾核医学检查

## 3. 教学目标

### 掌握内容

（1）移植肾正常超声表现。

（2）移植肾异常超声包括排异、动静脉血管异常、输尿管梗阻、肾周积液、血肿等。

（3）活体供肾、移植肾血管 CTA、MRA 评估。

（4）尿路造影，CTU，MRU。

### 熟悉内容

（1）泌尿系、移植肾 CT 检查。

（2）（移植）肾动脉造影。

（3）泌尿系、移植肾核医学检查。

### 了解内容

（1）超声检查的基本原理、血液动力学指标。

（2）CT、MRI 基本原理。

## 4. 重点难点问题

（1）移植肾异常超声，包括排异、动静脉血管异常、输尿管梗阻、肾周积液、血肿等。

（2）活体供肾、移植肾血管 CTA、MRA 评估。

## 5. 思考题

（1）移植肾急性排异时 B 超的典型表现。

（2）移植肾输尿管梗阻时影像检查方法和意义。

# 第 12 章
# 心 脏 移 植

## 12.1 教材内容

本课程的心脏移植部分包括器官移植医师需要掌握和熟悉的心脏移植的适应证和禁忌证、受体检查准备、供者评估维护、供心获取，移植手术相关技术规范、并发症的诊断和处理、免疫抑制剂的使用等重难点内容。平台授课分为线上课程和基地线下授课，线上部分主要讲解心脏移植进展和基础的理论课程，课程本身后有相关的评测；线下部分在专科医师培训教学基地完成，主要讲解与临床规范化诊疗相关的具体操作和流程控制等内容。临床实践则需要培训学员在临床实践中在培训导师的指导下实践以上项目的规范化诊疗过程，并由指导医师负责评价实习学员的实践能力。本大纲包括教学内容、教学目标和教学方法等方面内容。

心脏移植教学的培训时间为 1 年，分为理论课程和临床实践能力培训两部分，其中理论课学习采用线上和线下授课相结合的方式，主要讲授心脏移植相关的临床理论课程，如心脏移植的适应证、禁忌证、术前评估、准备，手术步骤及注意事项、围手术期管理、并发症预防与处理、术后随访等。理论课程包括 11 节内容，共 80 学时，其中平台授课为 24 学时，基地授课为 56 学时。临床实践能力培训是由教学基地组织，在培训导师的指导下，在教学基地从事心脏移植临床工作，如供者评估、维护与供心获取，保护与转运，心脏移植手术、围手术期管理、心脏移植受者随访，以及移植受者的并发症预防、诊断和治疗等。在培训导师的指导下分管心脏移植受者不少于 10 例，以主要术者参加心脏移植手术不少于 20 例、参加供者评估及器官获取手术不少于 10 例，并参加基地组织的病例讨论、查房、学术报告等。

## 12.2 教学形式

| 序号 | 教学提纲 | 平台授课<br>（学时/学分） | 基地授课<br>（学时/学分） | 总学时 | 学分 |
|---|---|---|---|---|---|
| 1 | 心脏移植概论 | 1/0.5 | 2/1 | 3 | 1.5 |
| 2 | 心脏移植的适应证和禁忌证 | 2/1 | 4/2 | 6 | 3 |

续表

| 序号 | 教学提纲 | 平台授课<br>（学时/学分） | 基地授课<br>（学时/学分） | 总学时 | 学分 |
|---|---|---|---|---|---|
| 3 | 心脏移植受者术前评估与准备 | 2/1 | 6/3 | 8 | 4 |
| 4 | 心脏移植供者的评估 | 2/1 | 4/2 | 6 | 3 |
| 5 | 心脏移植术 | 4/2 | 10/5 | 14 | 7 |
| 6 | 心脏移植术后并发症 | 3/1.5 | 10/5 | 13 | 6.5 |
| 7 | 心脏移植免疫抑制治疗 | 2/1 | 4/2 | 6 | 3 |
| 8 | 心脏移植排斥反应 | 2/1 | 4/2 | 6 | 3 |
| 9 | 心脏移植术后远期并发症 | 2/1 | 4/2 | 6 | 3 |
| 10 | 心脏移植术后随访 | 2/1 | 4/2 | 6 | 3 |
| 11 | 心脏移植病理学 | 2/1 | 4/2 | 6 | 3 |
| | 总　计 | 24/12 | 56/28 | 80 | 40 |

## 12.2.1　心脏移植概论

本章主要介绍心脏移植的发展历程和国内外临床心脏移植现状。

### 1. 课时

平台授课 1 学时，基地授课 2 学时。

### 2. 教学内容

（1）心脏移植发展历程和国际临床心脏移植现状。

（2）儿童心脏移植现状。

（3）国内心脏移植质控总结。

（4）注册数据内容及核查。

（5）手术数据输入及相关问题解答。

（6）住院期间数据输入及问题解答。

（7）随访数据的收集和问题解答。

### 3. 教学目标

掌握内容国内心脏移植质控指标。

**熟悉内容**

（1）国际临床心脏移植现状。

（2）儿童心脏移植现状。

**了解内容**

国内心脏移植开展情况。

**4. 重点、难点问题**

各中心如何制定切实可行的随访、质控数据上报流程和督察体系，以保证高质量的受者生存率和质控质量。

**5. 思考题**

（1）心脏移植规模开展的瓶颈？

（2）扩大受者和供心来源的方法？

（3）进一步制定供心合理分配的细则？

## 12.2.2　心脏移植的适应证和禁忌证

由于供心资源稀缺，必须对心脏移植候选者进行严格选择，仔细衡量风险和获益，评估其是否适合接受心脏移植。入选心脏移植等待名单的候选者需进行全面的术前评估，最大限度改善心功能和各器官功能状态；同时，接受详细的术前检查，以确保心脏以外器官功能可耐受心脏移植手术及术后免疫抑制治疗。本节介绍了心脏移植的适应证和禁忌证，以期进一步规范心脏移植受者选择以及术前评估和准备。

**1. 课时**

平台授课 2 学时。基地授课 4 学时。

**2. 教学内容**

（1）心脏移植的适应证、禁忌证以及预后。

（2）儿童先心病心脏移植适应证和禁忌证探讨。

（3）再次心脏移植的适应证探讨。

（4）终末期心力衰竭的判断和药物逆转心力衰竭的作用。

（5）心脏移植的绝对和相对禁忌证。

（6）心肺运动试验在适应证选择中的应用。

（7）机械循环辅助治疗并过渡至心脏移植。

**3. 教学目标**

**掌握内容**

（1）成人和儿童心脏移植的绝对和相对适应证。

（2）心肺运动试验在适应证选择中的应用。

**熟悉内容**

（1）终末期心力衰竭的判断和药物逆转心力衰竭的作用。

（2）再次心脏移植适应证。

**了解内容**

机械循环辅助治疗并过渡至心脏移植的应用。

### 4. 重点、难点问题

（1）重点掌握心脏移植的适应证和禁忌证。

（2）难点在于相对适应证和相对禁忌证的把握。

### 5. 思考题

（1）成人心脏移植绝对适应证和禁忌证是什么？

（2）如何把握儿童心脏移植适应证？

（3）机械循环辅助过渡到心脏移植的适应证和禁忌证是什么？

## 12.2.3　心脏移植受者术前评估与准备

为了保证心脏移植手术的安全性，入选心脏移植等待名单的候选者需进行全面的术前评估，最大限度改善心功能和各器官功能状态，以确保心脏以外器官功能可耐受心脏移植手术及术后免疫抑制治疗。心脏移植等待者评估是一个十分复杂的过程，需综合考虑心力衰竭预后、一般情况、既往病史、多器官功能以及社会心理因素等多个方面，以确保患者可耐受心脏移植手术及术后免疫抑制治疗。本节从心脏移植等待者评估的项目和流程、术前评估与准备等方面介绍了心脏移植受者选择以及术前评估和准备等，以期进一步规范心脏移植受者的评估和筛选。

### 1. 课时

平台授课 2 学时；基地授课 6 学时

### 2. 教学内容

（1）心脏移植候选者筛选和评估流程。

（2）术前多器官系统检查结果的评估。

（3）术前常规免疫学检查的意义。

（4）左心衰引起肺动脉高压的评估和治疗策略。

（5）心脏移植受者围手术期风险评估和控制。

（6）常规术前准备及处理。

### 3. 教学目标

**掌握内容**

（1）心脏移植候选者筛选和评估流程。

（2）术前多器官系统检查结果的评估。

（3）左心衰引起肺动脉高压的评估和治疗策略。

（4）心脏移植受者围手术期风险评估和控制。

**熟悉内容**

（1）术前常规免疫学检查的意义。

（2）常规术前准备及处理。

**了解内容**

术前常规免疫学检查的原理。

### 4. 重点、难点问题

重点内容心脏移植候选者常规实验室、影像和功能检查结果评估和把握。难点内容是左心衰引起的肺动脉高压可逆性的判断和治疗策略。

### 5. 思考题

（1）如何判断心力衰竭是否达到终末期？

（2）左心衰引起的肺动脉高压如何评价可逆性和治疗？

（3）影响心脏移植受者围手术期生存的危险因素？

（4）影响心脏移植受者中、长期生存的危险因素？

## 12.2.4 心脏移植供者评估

心脏供者的合理选择和维护，采取措施减少获取过程中的心肌损伤等是保证心脏移植手术成功和受者远期生存的重要因素。

### 1. 课时

平台授课2学时。基地授课1学时。

### 2. 教学内容

（1）供者的维护。

（2）供者入选标准。

（3）供者排除标准。

（4）成人供者受者匹配。

（5）心脏供者的术前和术中评估及选择。

### 3. 教学目标

**掌握内容**

（1）供者的维护。

（2）供者入选标准。

（3）供者排除标准。

（4）成人供者受者匹配。

（5）心脏供者的术前和术中评估及选择。

**熟悉内容**

（1）心脏供者获取的准备。

（2）儿童心脏移植的供受者匹配及供心保护。

**了解内容**

心脏移植绿色通道。

### 4. 重点、难点问题

重点心脏供者的评估，供心获取、灌注与保存的流程与注意事项。难点边缘供者的评估与选择。

### 5. 思考题（请按需求设置思考题）

（1）供者年龄和脑死亡原因以及冷缺血时间的把握？

（2）边缘供心选择与术中评估的意义？

（3）儿童心脏移植供心的选择？

## 12.2.5　心脏移植术

心脏移植术术中操作主要包括受者病心切除、术前供心准备以及供心移植，目前较为常用的原位心脏移植术式主要包括双腔静脉法、双房法以及全心法心脏移植。本节总结了相关国内外最新进展，结合国际指南和临床实践，针对心脏移植手术以及再次心脏移植、异位心脏移植和安装心室辅助装置后的心脏移植等特殊心脏移植技术的操作步骤及常用术式的操作要点、程序和方法等介绍了心脏移植术的操作规范，以期进一步规范心脏移植术的操作，促进临床心脏移植诊疗的规范化并提升医疗质量。

### 1. 课时

平台授课 4 学时；基地授课 8 学时。

### 2. 教学内容

（1）供者心脏获取和保护。

（2）供心的获取手术操作与保护策略。

（3）供心保存与转运及心脏移植绿色通道。

（4）受者病心切除。

（5）双腔静脉法心脏移植术式。

（6）双房法心脏移植术。

（7）全心法心脏移植术。

（8）异位心脏移植术式。

（9）心室辅助过渡至心脏移植。

### 3. 教学目标

**掌握内容**

（1）心脏供者获取的准备。

（2）原位心脏移植术式、复杂常见复杂先心病心脏移植术式。

（3）供心保存与转运。

**熟悉内容**

原位心脏移植各种术式的优点和缺点。

**了解内容**

异位心脏移植的适应证和术式。

### 4. 重点、难点问题

重点内容是掌握原位心脏移植术式，难点是复杂先心病心脏移植术式。

### 5. 思考题（请按需求设置思考题）

（1）心脏移植各种术式的优缺点？

（2）先天性心脏病的适应证选择与预后？

## 12.2.6 心脏移植术后并发症

心脏移植术后并发症主要有术后出血、低心排综合征、急性右心衰竭、心律失常、消化道并发症、中枢神经系统并发症、急性肾功能衰竭和术后感染。所有并发症均可严重影响心脏移植受者术后的生存质量。本节总结了相关国内外最新进展，结合国际指南和临床实践，从术前对供、受者进行准确评估、围手术期进行针对性预防、积极治疗并发症病因以及保护心功能等方面介绍中国心脏移植术后并发症的诊疗规范，以期进一步规范心脏移植术后并发症的诊断和治疗，优化心脏移植并发症处理，促进临床心脏移植诊疗的规范化并提升医疗质量。

### 1. 课时

平台授课 3 学时；基地授课 8 学时。

### 2. 教学内容

（1）围手术期并发症。

（2）术后感染并发症。

### 3. 教学目标

**掌握内容**

（1）术后早期感染原因、临床表现及处理方法。

（2）术后出血的预防、诊断与处理方法。

（3）循环相关并发症如低心排综合征、右心功能不全、心律失常等原因、临床表现及处理方法。

（4）其他器官功能障碍或功能不全的原因、临床表现及处理方法，包含神经系统并发症、消化系统并发症、肾功能衰竭等。

**熟悉内容**

（1）术后常见感染的预防、诊断方法及预后。

（2）心脏移植绿色通道。

### 4. 重点、难点问题

围手术期外科并发症的临床表现、诊断、预防及处理；术后常见感染并发症的临床表现、诊断、病原学检查方法、治疗与预防方法。

### 5. 思考题（请按需求设置思考题）

（1）器官移植术前进行免疫诱导的意义和方案选择？

（2）心脏移植术后早期右心功能不全的主要治疗措施？

（3）心脏移植术后早期低心排综合征的主要治疗措施？

（4）心脏移植术后早期心律失常的治疗？

（5）术后早期肾功能不全的主要治疗措施和免疫抑制剂的应用？

（6）术后早期神经系统并发症的诊断和治疗？

（7）术后常见感染的监测和治疗？

## 12.2.7　心脏移植免疫抑制治疗

心脏移植免疫抑制治疗包括诱导、维持和抗排斥反应治疗。如何合理应用免疫抑制剂，制定个体化免疫抑制方案，在保证疗效的同时减少不良反应，仍是这一领域的难题。本节从从免疫诱导治疗、维持免疫抑制剂的临床应用等方面总结了国内外最新的指南和规范等，以期进一步规范心脏移植术后免疫抑制治疗，促进临床心脏移植诊疗的规范化并提升医疗质量。

### 1. 课时

平台授课 2 学时；基地授课 4 学时。

**2. 教学内容**

（1）抗体诱导治疗。

（2）维持免疫抑制治疗。

（3）免疫抑制剂与常用药物的相互作用。

（4）免疫抑制剂浓度监测。

**3. 教学目标**

**掌握内容**

（1）诱导及维持期常用免疫抑制剂介绍，包括种类、用法用量、作用机制及不良反应的特点，选择原则（危险度分层）、两种诱导免疫抑制剂的特点及不良反应。

（2）维持期免疫抑制方案常用的维持方案（CNI 足量 MPA 减量、CNI 减量 MPA 足量、CNI 类药物替换成其他类别药物、MPA 类药物之间的转换、CNI 类药物之间的转换、雷帕霉素类药物西罗莫司的应用）。

（3）儿童心脏移植免疫抑制剂的应用特点。

（4）免疫抑制药物的监测及术后不同时期目标浓度范围。

**熟悉内容**

不同药物浓度监测设备测量值的比较。

**了解内容**

体液排异治疗进展。

**4. 重点、难点问题**

免疫诱导治疗选择和效果；维持免疫抑制治疗方案选择原则，以及常用免疫抑制剂治疗监测方法及目标范围；儿童心脏移植免疫抑制剂的应用特点；免疫抑制剂与常用药物的相互作用。

**5. 思考题（请按需求设置思考题）**

（1）常用免疫抑制治疗方案中不同种类抑制剂的作用机制？

（2）器官移植术前进行免疫诱导的意义和方案选择？

（3）免疫抑制维持方案选择需要考虑的因素？

（4）儿童应用免疫抑制剂有哪些注意事项？

## 12.2.8 心脏移植排斥反应

排斥反应是心脏移植术后常见并发症之一，涉及细胞免疫和体液免疫，其治疗原则主要取决于组织学证实的排斥反应级别和心功能损害程度。本节从排斥反应的识别以及急性排斥反应的诊断和治疗等方面介绍了国内外最新的指南和规范等，以期进一步规范心脏移植术后排斥反应的治疗，促进临床心脏移植诊疗的规范化并提升医疗质量。

**1. 课时**

平台授课 2 学时；基地授课 4 学时。

**2. 教学内容**

（1）心内膜下心肌活检的适应证和并发症。
（2）细胞排异病理诊断标准及抗体介导排斥反应分级建议。
（3）排斥反应的无创监测。
（4）排斥反应的治疗。
（5）抗体介导的排斥反应的监测及处理。
（6）移植心脏血管病的诊断及处理方法。

**3. 教学目标**

**掌握内容**

（1）心内膜下心肌活检的适应证和并发症。
（2）移植心脏排斥反应的治疗。
（3）移植心脏血管病的预防、诊断及处理方法。

**熟悉内容**

（1）排斥反应的无创监测。
（2）抗体介导的排斥反应的监测，诊断及处理方法。

**了解内容**

细胞排异反应病理诊断及抗体介导排斥反应分级建议。

**4. 重点、难点问题**

心内膜下心肌活检的操作，排斥反应的治疗，移植心脏血管病的预防、诊断及处理方法。

**5. 思考题（请按需求设置思考题）**

（1）细胞排异病理诊断标准及对应的治疗方法。
（2）抗体介导排斥反应分级及对应的治疗方法。
（3）移植心脏血管病的预防、诊断及处理方法。

## 12.2.9　心脏移植术后远期并发症

心脏移植术后的远期并发症，如移植物冠状动脉疾病、恶性肿瘤、肾病和高血压以及其他代谢性疾病等是严重威胁受者长期存活的疾病。本节总结相关国内外最新进展，结合国际指南和临床实践，从移植物冠状动脉疾病、恶性肿瘤、肾病和高血压以及其他代谢性疾病等远期并发症的诊断、预防和治疗等方面，介绍了心脏移植术后远期并发症诊疗技术规范。以期规范相应的诊疗措施，获得长期生存和较高的生活质量。

### 1. 课时

平台授课 2 学时；基地授课 4 学时。

### 2. 教学内容

（1）急性肾功能不全和慢性肾功能衰竭等并发症的预防及处理方法。
（2）心血管系统并发症心功能不全，心律失常和高血压等监测和治疗。
（3）移植后代谢综合症的预防及治疗。
（4）骨骼系统并发症的预防、诊断及治疗。
（5）移植后肿瘤的预防、诊断及处理方法。
（6）常见感染的预防、诊断及治疗。

### 3. 教学目标

**掌握内容**

（1）急性肾功能不全和慢性肾功能衰竭等并发症的预防及处理。
（2）心血管系统并发症心力衰竭，心律失常和高血压的监测和处理。
（3）移植后代谢综合症的预防及处理。
（4）常见感染的预防，诊断及处理。

**熟悉内容**

（1）移植后肿瘤的预防和早期诊断。
（2）骨骼系统并发症的预防、诊断及处理。

**了解内容**

移植后肿瘤的处理方法。

### 4. 重点、难点问题

心脏移植术后急性肾功能不全和慢性肾功能衰竭等预防及处理，心血管系统并发症和代谢综合症的监测和治疗，常见感染的预防、诊断及处理方法。

### 5. 思考题

（1）心脏移植术后急性肾功能不全预防。
（2）心脏移植术后慢性肾功能衰竭处理。
（3）心血管系统并发症和代谢综合症的监测和治疗。
（4）常见感染的预防、诊断及处理方法。

### 12.2.10　心脏移植术后随访

心脏移植术后受者管理的目标是指导受者认识疾病，提高依从性，通过宣传教育来实现部分自我管理。受者管理有助于给随访医师提供信息反馈以早期识别排斥反应，减少药物不良反应，减少感染等并发症，并对出现诸如移植物冠状动脉疾病、恶性肿瘤、肾病和高血压等其他代谢性疾病提供相应的预防和诊疗措施，以获得长期生存和较高的生活质量，并提供精神心理支持，使受者重返社会和工作岗位。本节从从随访频率、监测和治疗并发症和合并症等方面，总结了国内外最新的指南和规范等，以期进一步规范心脏移植受者术后随访，促进临床心脏移植诊疗的规范化并提升医疗质量。

**1. 课时**

平台授课 2 学时；基地授课 4 学时。

**2. 教学内容**

（1）随访的频率与内容。
（2）并发症的监测和治疗。
（3）病人需要主动上报的情况。
（4）治疗依从性评价。

**3. 教学目标**

掌握内容心脏移植术后随访的时间、内容和方式。

**熟悉内容**

心脏移植术后随访重点。

**了解内容**

治疗依从性评价。

**4. 重点、难点问题**

随访的频率与内容，并发症的监测。

**5. 思考题（请按需求设置思考题）**

（1）随访的频率和监测的主要内容？
（2）病人出现那些情况需要主动联系医生？

### 12.2.11　心脏移植病理学

**1. 课时**

平台授课 2 学时；基地授课 4 学时。

**2. 教学内容**

（1）移植心脏心内膜心肌活组织检查。

（2）移植心脏排斥反应的病理学诊断。

（3）心肌缺血损伤的病理学诊断。

（4）移植心脏血管病的病理学诊断。

（5）移植后淋巴组织增生性疾病的病理学诊断。

（6）EMB 的病理报告的基本内容。

（7）心脏移植活检病理学的难点与局限性。

（8）其他心脏移植病理学检查。

**3. 教学目标**

**掌握内容**

（1）心内膜心肌活组织检查的目的与时机。

（2）急性 T 细胞介导的排斥反应病理学诊断标准。

（3）移植心脏抗体介导的排斥反应。

（4）移植心脏血管病的病理学诊断。

（5）心肌缺血损伤的病理学诊断。

**熟悉内容**

（1）EMB 病理报告的基本内容。

（2）Quilty 病变的病理学特征。

（3）超急性排斥反应。

（4）混合性急性排斥反应。

**了解内容**

移植后淋巴组织增生性疾病的病理学诊断。

**4. 重点、难点问题**

（1）移植心脏心内膜心肌活组织检查。

（2）移植心脏排斥反应的病理学诊断。

（3）心内膜心肌活组织检查的目的与时机。

**5. 思考题**

先天性心脏病肺血管管侧枝与心脏移植禁忌证？

# 第 13 章

# 肺 脏 移 植

## 13.1　教材内容

　　肺脏移植是姑息性治疗方法，目的是为了延长患者生命，改善生活质量。因此，肺脏移植主要适用于慢性终末期肺疾病的治疗。全球第一例人类肺脏移植手术是 1963 年完成的，患者术后存活了 18 天，为人类肺脏移植技术开创了先河。肺脏移植技术逐渐发展起来，迄今为止，肺脏移植是目前临床上治疗多种终末期肺病如慢性阻塞性肺疾病（COPD）、间质性肺疾病、α-1- 抗胰蛋白酶缺乏、特发性肺动脉高压、特发性肺纤维化、囊性纤维化及支气管扩张等唯一有效的方法。2015 年以来，我国公民逝世后器官捐献肺脏移植发展迅速，手术例数逐年增加，开展肺脏移植的医院也逐渐增加，肺脏移植质量逐步改善。

　　肺脏移植作为肺疾病终末期治疗的唯一有效手段，有广泛的发展前景。但临床肺脏移植的仍面临诸多特殊的问题，如涉及供器官的质量、受者病情常较复杂，围手术期并发症多，术后需长期应用免疫抑制治疗等。

　　肺脏移植教学的培训时间为 1 年，分为理论课程和临床实践能力培训两部分，其中理论课学习采用线上和线下授课相结合的方式，主要讲授肺脏移植临床相关的理论课程，如肺脏移植的适应证、禁忌证、受者术前评估与准备、肺脏移植手术步骤及注意事项、围手术期管理、并发症预防与处理、术后随访等。理论课程部分包括 10 个章节内容，共 80 学时，其中平台授课 26 个学时，基地授课为 54 学时。临床实践能力培训由教学基地组织，在培训导师指导下参与手术、分管肺脏移植受者、参与肺脏移植受者随访（门诊与病房）。其中主要术者（上台时间不低于 90% 的手术时间）参加肺脏移植手术（包括供肺修整和病肺切除和供肺植入）不少于 10 例，分管临床病例不少于 10 例，参加供体评估及尸体器官获取手术不少于 10 例。

## 13.2　教学形式

| 序号 | 教学提纲 | 平台授课<br>（学时/学分） | 基地授课<br>（学时/学分） | 总学时 | 学分 |
|---|---|---|---|---|---|
| 1 | 肺脏移植的适应证和禁忌证 | 2/1 | 4/2 | 6 | 3 |

续表

| 序号 | 教学提纲 | 平台授课（学时/学分） | 基地授课（学时/学分） | 总学时 | 学分 |
|---|---|---|---|---|---|
| 2 | 肺脏移植受体术前评估 | 2/1 | 4/2 | 6 | 3 |
| 3 | 肺脏移植供者评估与保护 | 3/1.5 | 6/3 | 9 | 4.5 |
| 4 | 肺脏移植术 | 4/2 | 8/4 | 12 | 6 |
| 5 | 肺脏移植术后并发症 | 3/1.5 | 8/4 | 11 | 5.5 |
| 6 | 肺脏移植术后移植物感染性并发症 | 3/1.5 | 6/3 | 9 | 4.5 |
| 7 | 肺脏移植免疫抑制治疗 | 2/1 | 4/2 | 6 | 3 |
| 8 | 肺脏移植排斥反应 | 3/1.5 | 6/3 | 9 | 4.5 |
| 9 | 肺脏移植术后并发症随访 | 2/1 | 4/2 | 6 | 3 |
| 10 | 肺脏移植病理学 | 2/1 | 4/2 | 6 | 3 |
| | 总　计 | 26/13 | 54/27 | 80 | 40 |

## 13.2.1　肺脏移植的适应证和禁忌证

受者筛选是肺脏移植成功的重要决定因素之一，严格的术前评估及充分准备是获得满意疗效的关键。本节总结了我国近 20 年肺脏移植临床实践经验，并结合国际心肺脏移植协会肺脏移植受者选择指南，从肺脏移植适应证和禁忌证、各种终末期肺疾病手术时间选择以及术前检查内容等方面，介绍了肺脏移植受者选择与术前评估技术规范，以期进一步规范我国肺脏移植受者选择以及术前评估和准备，提高肺脏移植疗效。

### 1. 课时

平台授课 2 学时；基地授课 4 学时。

### 2. 教学内容

（1）肺脏移植的适应证。
（2）肺脏移植的禁忌证。

### 3. 教学目标

**掌握内容**

（1）肺脏移植的常见适应证，如慢性阻塞性肺疾病（慢阻肺）或 a1 抗胰蛋白酶缺乏 / 肺气肿、间质性肺疾病、囊性纤维化或支气管扩张、特发性肺动脉高压等。
（2）肺脏移植的绝对禁忌证。

**熟悉内容**

（1）常见肺脏移植适应证的手术时机的选择。
（2）肺脏移植的相对禁忌证。

**了解内容**

（1）影响肺脏移植的其他相对禁忌证的选择与把握。

（2）肺脏移植手术时机中评估标准与移植标准。

**4. 重点、难点问题**

重点问题为肺脏移植常见的适应证、主要禁忌证。难点为相对禁忌证的把握和手术时机的选择与评估。

**5. 思考题**

（1）什么情况是肺脏移植的绝对禁忌证？

（2）符合肺脏移植手术指征的终末期肺病包括哪些？

（3）肺脏移植的相对禁忌证有哪些？

## 13.2.2　肺脏移植受体术前检查和准备

受者筛选是肺脏移植成功的重要决定因素之一，严格的术前评估及充分准备是获得满意疗效的关键。本节总结了我国近 20 年肺脏移植临床实践经验，并结合国际心肺脏移植协会肺脏移植受者选择指南，从肺脏移植各种终末期肺疾病手术时间选择以及术前检查内容等方面，介绍了肺脏移植受者选择与术前评估技术规范内容，以期进一步规范我国肺脏移植受者选择以及术前评估和准备。

**1. 课时**

平台授课 2 学时；基地授课 4 学时。

**2. 教学内容**

（1）肺脏移植受体术前评估。

（2）肺脏移植受体术前检查和准备。

**3. 教学目标**

**掌握内容**

（1）肺脏移植受者实验室检查内容及结果解读，包括常规实验室检查如血尿粪常规、肝肾功电解质、凝血指标（PT、APTT、TT、INR、FIB 等）及凝血因子活性（必要时）检测、血脂、血糖、尿糖、OGTT、胰岛素及 C 肽分泌、感染性疾病筛查（HBV、HCV、HIV 抗体、梅毒血清学；CMV、EBV 抗体等；肾功能、肾小球滤过率、肌酐清除率、心肌酶学指标、痰涂片和培养细菌、真菌和分枝杆菌、鼻咽拭子培养（需要时）等。

（2）特殊实验室检查（血型检测及供受体配型），如血型检测、PRA 检测、预存 DSA 检测、供、受者交叉配型实验、供、受者间补体依赖淋巴细胞毒性（CDC）试验、供、受者间流式细胞术交叉配型 FCXM 检测。HLA 抗原分型检测。

（3）肺脏移植受者常规辅助检查内容及结果解读肺功能、6 分钟步行试验、心电图、X 线胸片、胸部 CT、心脏超声、血气分析等。

（4）一般肺脏移植受者术前准备及处理，如病人心理评估及心理护理、改善受者全身状况、处理和控制感染。

**熟悉内容**

（1）肺脏移植受者需要选择特殊辅助检查的内容及检查项目，包括心电图异常或有心脏疾病病史、体征的患者、有血管病变者、有消化道病史或症状者以及其他需要特殊检查的患者需选择的特殊检查。

（2）原发疾病的评估、实验室和辅助检查及结果解读。

（3）危重肺脏移植受者术前准备及处理如肺动脉高压患者肺脏移植、支气管扩张肺脏移植、术前气管插管和（或）ECMO 辅助肺脏移植患者肺脏移植受者移植前手术的内容及方法。

**了解内容**

（1）ECMO 辅助转流系统建立的手术。

（2）单肺脏移植、双肺脏移植、肺叶移植的适应证、时机、手术方法。

（3）其他相关肺脏移植手术儿童肺脏移植术、心脏修补和肺脏移植手术等。

**4. 重点、难点问题**

（1）肺脏移植受者配型结果解读、常规实验室及辅助检查内容及结果解读。

（2）肺脏移植受者的常规术前准备。

**5. 思考题**

（1）肺脏移植受者的配型及结果解读?

（2）肺脏移植受者术前常规实验室和辅助检查内容及结果评估?

（3）肺脏移植受者常规术前准备及处理?

## 13.2.3　肺脏移植供肺评估

自 2016 年我国设立人体器官转运绿色通道以来，供肺转运过程得到保障。随着供肺保存技术的进步，供肺可耐受冷缺血时间也显著延长。目前，肺脏移植供者质控的难点在于如何降低由于供肺维护不当造成的弃用率以及如何有效解决供者来源性感染。同时，各捐献医院对器官的维护经验与技术水平参差不齐。本节从肺脏移植供肺选择、获取和保护等方面，介绍了肺脏移植供肺获取与保护技术。

**1. 课时**

平台授课 3 学时；基地授课 6 学时。

## 2. 教学内容

（1）肺脏移植尸体供体评估与选择。

（2）肺脏移植尸体供肺的获取和保护。

（3）尸体供肺切取术操作流程。

（4）肺脏器官保存液选择。

（5）肺脏灌注和保存方法的原则及规范。

（6）肺脏体外修复（EVLP）。

## 3. 教学目标

**掌握内容**

（1）尸体肺供者选择标准。

（2）供肺的维护策略。

（3）肺脏移植尸体供体评估的基本内容。

（4）尸体供肺质量评估基本内容。

（5）尸体供肺切取术操作流程，包括切取前准备、切取供体方法、供肺修复方法、供肺灌注方法等。

（6）常用肺脏保存液的分类、主要配方和特点。

（7）供体肺脏保存的操作要点和注意事项。

（8）缩短冷缺血时间的意义。

**熟悉内容**

（1）供体器官功能维护策略。

（2）可接受的尸体供者标准。

（3）供肺灌注的注意事项。

（4）供体肺脏保存的时间。

（5）肺脏体外修复与常规保存的意义。

（6）肺脏 EVLP 参数的监测以及灌注液生物标志物的意义。

（7）EVLP 技术修复肺脏的方法与原理。

**了解内容**

（1）成人供体肺质量评分体系。

（2）EVLP 常温机械灌注液主要成分。

（3）肺脏 EVLP 技术潜在的价值。

（4）肺脏 EVLP 技术的现状。

## 4. 重点、难点问题

**重点问题**

（1）尸体供体肺应具备一般条件，尸体供体选择的相对禁忌证和绝对禁忌证。

（2）肺脏移植尸体供体评估的基本内容。

（3）供体器官功能维护策略。

（4）心肺获取、分离和保存的注意事项。

（5）不同供体肺脏保存液的成分特点，冷缺血时间对肺脏移植术后的影响，肺脏EVLP修复技术操作要点。

**难点问题**

（1）肺脏 EVLP 技术潜在的价值。

（2）体外 EVLP 技术修复肾脏的原理。

（3）EVLP 技术修复供体肺脏的研究进展。

（4）肺脏 EVLP 修复技术修复肺脏的优势与难点。

**5. 临床实践能力培养**

（1）参加 10 例尸体供体评估和维护、获取与运输。

（2）完成 10 例尸体供体病例讨论。

（3）根据实际情况观摩肺脏 EVLP 技术的动物实验，参加有关供体肺脏保护的学术会议。

**6. 思考题**

（1）尸体供肺应具备的一般条件。

（2）边缘性供体肺选择标准。

（3）尸体供体肺选择的相对禁忌证和绝对禁忌证。

（4）判断供肺质量的一般标准。

（5）尸体供体肺维护主要措施。

（6）不同供体肺脏保存液成分的主要区别。

（7）长时间冷缺血对肺脏移植的危害。

（8）肺脏 EVLP 技术灌注参数的意义。

## 13.2.4　肺脏移植术

肺脏移植是治疗多种终末期肺疾病的有效方法，术后受者可长期存活，生存质量得到明显改善。肺脏移植术分为病肺切除术和供肺植入术，本节介绍了肺脏移植重要操作步骤及常用术式的操作要点、程序和方法，还介绍了活体肺叶移植和再次肺脏移植特殊操作，以期进一步规范我国的肺脏移植术的操作，提高医疗质量。

**1. 课时**

平台授课 4 学时；基地授课 8 学时。

**2. 教学内容**

（1）供肺植入手术操作流程。

（2）再次肺脏移植术。

（3）活体肺脏移植现状、法律、伦理、知情同意原则。

（4）活体供肺者的医学评估和选择、受者的评估和选择。

（5）活体供肺切取术，包括常见术式。

### 3. 教学目标

**掌握内容**

（1）供肺修剪术的手术操作、注意事项等。

（2）供肺植入手术的规范化操作流程、切口选择、病肺切除、单肺脏移植与双肺脏移植等。

**熟悉内容**

（1）供肺植入术中 ECMO 的应用。

（2）二次肺脏移植的手术方式，肺叶移植术的要点，边缘供肺肺脏移植的注意事项。

（3）活体肺脏移植伦理，知情同意原则以及与死亡捐献肺脏移植相比的优缺点。

**了解内容**

（1）器官保存的原则和不同器官保存液的异同，儿童供肺获取时的灌注方法和修整方式。

（2）儿童肺脏移植的手术体位、注意事项。

（3）活体供肺者的选择与风险、活体供者的随访。

（4）加速康复外科在供肺切取中的应用，操作过程中处理要点。

（5）微创供肺切除获取方式及技术要点。

### 4. 重点、难点问题

**重点问题**

（1）供肺植入手术的规范化操作流程和注意事项。

（2）ECMO 置入及撤机指征。

**难点问题**

（1）围手术期再次肺脏移植的手术方式。

（2）肺叶移植术的要点。

（3）边缘供肺肺脏移植的注意事项。

### 5. 思考题

（1）供体与受体胸腔大小不匹配时，供体肺应如何处理？

（2）供发诶修整时发现肺静脉较短，该如何处理？

（3）从手术角度考虑，如何避免原发性无功能的发生？

（4）目前移植肺动脉、静脉吻合的方式？

器官移植临床技术（教学大纲）

### 13.2.5　肺脏移植术后并发症

肺脏移植术后出现的各种并发症，包括原发性移植物功能障碍、急性排斥反应、慢性移植物失功和感染等，仍然是限制肺脏移植受者术后早期和长期存活的主要障碍。此外，受者术后经常发生高血压、高脂血症、癌症、慢性肾病、骨质疏松症和糖尿病等并发症，对移植物长期存活和受者的生活质量造成较严重的影响。本节介绍了规范的肺脏移植术后并发症诊疗和随访方法，以期提高并发症诊疗、预防水平，改善肺脏移植受阻和近、远期生存率和生活质量。

#### 1. 课时

平台授课 3 学时，基地授课 8 学时。

#### 2. 教学内容

（1）术后胸腔内出血、气胸发生的原因、临床表现及处理方法。
（2）气管吻合口并发症原因、种类、临床表现及处理方法。
（3）血管吻合口狭窄发生的原因、临床表现及处理方法。
（4）肺脏移植术后出现膈神经损伤的原因、临床表现及处理方法。
（5）PGD 的定义、发病机制和危险因素以及诊断、治疗与预后。
（6）心血管并发症的病因、临床表现、诊断与治疗。
（7）静脉血栓栓塞症的病因、临床表现、诊断与治疗。

#### 3. 教学目标

**掌握内容**

（1）肺脏移植术后胸腔内出血、气胸的诊断和处理方法。
（2）气管吻合口各类并发症的诊断及处理方法。
（3）出现血管吻合口狭窄的处理方法。
（4）肺脏移植术后膈神经损伤的诊断和处理原则。
（5）PGD 的诊断、鉴别诊断及治疗原则和方法。

**熟悉内容**

（1）肺脏移植术后胸腔内出血、气胸的的临床表现。
（2）气管吻合口并发的临床表现。
（3）血管吻合口狭窄的临床表现及处理方法。
（4）肺脏移植术后出现膈神经损伤的原因、临床表现。
（5）PGD 的病因、危险因素和预防措施。

**了解内容**

（1）肺脏移植术后胸腔内出血、气胸的原因和预防措施。

（2）气管吻合口并发症的原因和预防措施。

（3）出现血管吻合口狭窄的原因和预防措施。

（4）PGD 的发病机制。

### 4. 重点、难点问题

（1）肺脏移植术后胸腔内出血、气胸的临床诊断和处理原则。

（2）气管吻合口并发症的临床表现及处理方法。

（3）血管吻合口狭窄的临床表现及处理方法。

（4）肺脏移植术后出现膈神经损伤的诊断和处理原则。

（5）PGD 的鉴别诊断、处理原则和处理方法。

（6）导致 PGD 的危险因素及预防措施。

（7）PGD 患者免疫抑制剂方案的使用。

（8）PGD 治疗中呼吸机及 ECMO 治疗的意义、给予的时机和停止的指征。

### 5. 思考题

（1）肺脏移植术后外科并发症的处理方法？

（2）肺脏移植术后早期胸腔内出血、气胸的原因和处理方法？

（3）移植肺静脉吻合口狭窄破裂的原因、诊断和处理方法？

（4）移植术后 PGD 的鉴别诊断和治疗原则？

（5）PGD 治疗中呼吸机及 ECMO 治疗的意义、给予的时机和停止的指征？

（6）临床上可采取的减少 PGD 发生的措施？

（7）在 PGD 发生和治疗过程中液体治疗的原则？

## 13.2.6 肺脏移植术后移植物感染性并发症

肺脏移植术后出现的各种并发症，包括原发性移植物功能障碍、急性排斥反应、慢性移植物失功和感染等仍然是限制肺脏移植受者术后早期和长期存活的主要障碍。本节介绍了移植肺部感染性并发症诊疗和随访方法，以期提高培训医师的并发症诊疗、预防水平，改善肺脏移植受阻，提高受者近、远期生存率和生活质量。

### 1. 课时

平台授课 3 学时；基地授课 6 学时。

### 2. 教学内容

（1）细菌感染的病因、临床表现、诊断及处理方法。

（2）真菌感染的病因、临床表现、诊断及处理方法。

（3）病毒感染的病因、临床表现、诊断及处理方法。

（4）隐源性机化性肺炎的病因、临床表现、诊断及处理方法。

### 3. 教学目标

**掌握内容**

（1）细菌感染的诊断和治疗方法。

（2）真菌感染的诊断和治疗方法。

（3）病毒感染的诊断和治疗方法。

（4）隐源性机化性肺炎的诊断和治疗方法。

**熟悉内容**

（1）细菌感染的临床表现。

（2）真菌感染的临床表现。

（3）病毒感染的临床表现。

（4）隐源性机化性肺炎的临床表现。

**了解内容**

（1）细菌感染的原因。

（2）真菌感染的原因。

（3）病毒感染的原因。

（4）隐源性机化性肺炎的原因。

### 4. 重点、难点问题

（1）肺脏移植术后细菌、真菌感染的临床诊断和处理原则。

（2）肺脏移植术后 CMV 感染的诊断和处理原则。

### 5. 思考题

（1）肺脏移植术后感染性并发症的处理方法？

（2）减少肺脏移植术后感染性并发症的措施？

## 13.2.7 肺脏移植免疫抑制治疗

肺脏移植手术技术日臻成熟，然而急、慢性排斥反应仍严重影响肺脏移植受者的长期生存率。免疫抑制治疗可以减少肺脏移植术后排斥反应发生率，但目前免疫抑制方案尚无统一标准。本节从肺脏移植免疫抑制剂应用的基本原则、免疫诱导和维持治疗等方面，介绍了肺脏移植免疫抑制治疗相关的内容。

### 1. 课时

平台授课 2 学时；基地授课 4 学时。

## 2. 教学内容

（1）免疫抑制剂的应用原则。

（2）免疫抑制诱导方案。

（3）免疫抑制维持方案。

## 3. 教学目标

### 掌握内容

（1）免疫抑制剂的应用原则。

（2）肺脏移植常用免疫抑制诱导方案。

（3）肺脏移植常用免疫抑制维持方案。

### 熟悉内容

肺脏移植常用免疫抑制剂药理作用、不良反应和用药过程监测指标。

## 4. 重点、难点问题

肺脏移植常用免疫诱导治疗和常用免疫抑制维持方案的选择。

## 5. 思考题

（1）移植术后出现各种排斥反应的原因、鉴别诊断和治疗原则？

（2）经支气管肺活检的方法和指征？

（3）激素或生物制剂冲击治疗的指征和时机？

## 13.2.8 肺脏移植排斥反应的诊断和处理

肺脏移植在实体器官移植中较为特殊，因其与外界环境相通，持续受到环境中感染性或非感染性因素的刺激，这些因素可能改变受者免疫状态，使其更易发生排斥反应。排斥反应是受者对同种异体移植肺抗原发生的细胞和（或）体液免疫反应，是导致移植肺失功的主要原因，按发生时间分为超急性、急性和慢性排斥反应，也可依据其发病机制分为细胞介导排斥反应以及抗体介导排斥反应（antibody-mediated rejection，AMR）。本节从肺脏移植不同类型排斥反应的诊断和处理等方面介绍了肺脏移植排斥反应的诊断和治疗，以期进一步规范我国肺脏移植免疫抑制治疗以及排斥反应诊疗，提高肺脏移植受者的近、远期疗效，提升医疗质量。

## 1. 课时

平台授课 3 学时；基地授课 6 学时。

**2. 教学内容**

（1）急性细胞性排斥反应的诊断和处理方法。

（2）慢性排斥反应的诊断和处理方法。

（3）抗体介导的排斥反应的诊断和处理方法。

**3. 教学目标**

**掌握内容**

（1）排斥反应的分类、临床表现和诊断方法。

（2）排斥反应病理活检的指征。

（3）细胞介导排斥反应冲击治疗的指征、方法和疗效评估的方法。

（4）抗体介导排斥反应的诊断、治疗方法和疗效评估的方法。

**熟悉内容**

（1）各型排斥反应的病理特点。

（2）怀疑排斥反应时的辅助检查选择。

**了解内容**

（1）移植排斥反应的免疫学机制。

（3）抗体介导排斥反应的治疗进展。

**4. 重点、难点问题**

（1）抗体介导排斥反应的诊断和处理。

（2）移植肺活检排斥反应的诊断与分级。

（3）排斥反应、药物中毒、移植肺 PGD 及不同类型肺水肿的鉴别诊断。

**5. 思考题**

（1）移植术后出现各种排斥反应的原因、鉴别诊断和治疗原则？

（2）经支气管肺活检的方法和指征？

（3）激素或生物制剂冲击治疗的指征和时机？

### 13.2.9 肺脏移植术后随访技术

肺脏移植术后应建立严格的随访制度，跟踪受者术后恢复过程及生活质量，尽早发现感染、排斥反应及药物不良反应等并发症。建议受者选择相对固定的医院和医师，建立个人随访档案包括手术时间和方式，目前用药清单及用法、用量，术后并发症，其他重要指标（免疫抑制剂血药浓度、血常规、肝肾功能、肺功能和 6 分钟步行试验等）。要求受者复查时必须携带随访档案，每次复查后自行填写相关信息。

**1. 课时**

平台授课 2 学时；基地授课 4 学时。

**2. 教学内容**

（1）随访的频率与内容。
（2）并发症的监测和治疗。
（3）患者需要主动上报的情况。
（4）治疗依从性评价。

**3. 教学目标**

**掌握内容**

（1）肺脏移植术后随访的时间和频率。
（2）肺脏移植术后随访的内容和方式。

**熟悉内容**

肺脏移植术后随访重点。

**了解内容**

治疗依从性评价。

**4. 重点、难点问题**

随访的频率与内容，并发症的监测。

**5. 思考题（请按需求设置思考题）**

（1）随访的频率和监测的主要内容？
（2）患者出现那些情况需要主动联系医生？

## 13.2.10 肺脏及肺脏移植病理

**1. 课时**

平台授课 2 学时；基地授课 4 学时。

**2. 教学内容**

（1）肺脏病的基本类型、典型病理学特征及其病理学诊断要领。
（2）移植肺活检病理学诊断的基础知识。
（3）肺脏移植术后移植肺相关主要并发症的病理学特征及其病理学诊断要领。
（4）移植肺术后活检病理学诊断标准的基本内容及其主要进展。

### 3. 教学目标

**掌握内容**

（1）供肺活检和术后移植肺穿刺活检的基本意义、类型和基本方法。

（2）肺脏病理学诊断的基本思路、技术方法特点和基本病变的致病机制以及病理学诊断和鉴别诊断要领。

（3）肺脏移植术后移植肺并发症的基本类型、病理学特征和诊断要领。

（4）肺脏移植术后移植肺活检病理学诊断标准及分类中对于移植肺病变诊断的定义和类型。

**熟悉内容**

（1）肺脏病理学中特定疾病的国际诊断分类和分级标准。

（2）肺脏疾病和移植肺术后移植肺并发症在病理学诊断中的临床诊断的基本思路和方法。

（3）多种病理学病变的鉴别和诊断方法。

**了解内容**

（1）肺脏病理学的最新进展。

（2）移植肺病理学的最新进展。

（3）肺脏移植术后移植肺活检病理学诊断标准的最新进展。

（4）分子病理和数字病理的基本技术和应用。

### 4. 重点、难点问题

**重点问题**

（1）充分学习和掌握活检病理学在肺脏疾病和移植肺病理学诊断和治疗中的重要意义及其病理学诊断的特殊性。

（2）重点学习和掌握肺脏疾病和肺脏移植术后移植肺并发症主要病变类型的病理学特点及其诊断要领。

**难点问题**

主要难点在于肺脏病理中国际分类的掌握和肺脏移植术后移植肺病理诊断标准及其病变分级的掌握。

### 5. 思考题

（1）肺脏病理学和肺脏移植术后移植肺病变病理学诊断的主要方法、病理学诊断思路和主要的病理学技术？

（2）主要的肺脏移植术后移植肺相关并发症类型及其基本病理学特征？

（3）肺脏移植术后排斥反应的移植肺病理学特点及其病理学诊断的方法？

（4）肺脏移植术后移植肺活检病理学诊断标准的主要病变类型及其分级要领？

# 第14章

# 胰 腺 移 植

## 14.1 教材内容

胰腺移植是指将带有血管的、有生理功能的胰腺全部或节段体尾部移植给另外个体，以使受者获得其所缺乏的胰腺内分泌功能。胰腺移植是治疗糖尿病疗效最佳的方法，可有效维持糖代谢过程，阻止甚至逆转糖尿病并发症发展进程。但是，胰腺具有较强的外分泌功能，可以分泌大量胰液和消化酶，其外科处理复杂程度高。同时，由于移植胰腺一般放置在腹腔，移植胰腺排斥反应表现不典型，难以及时诊断。基于以上原因，胰腺移植在移植总数和移植效果上曾远远落后于肾脏、心脏和肝脏等器官移植技术的发展。随着新型强效免疫抑制剂的临床应用，器官保存技术的改进和移植手术方式的日趋成熟，胰腺移植的效果得到了明显改善。胰腺移植涉及多个学科，包括供、受者的免疫学和非免疫学选择，供胰的切取、灌洗和保存，供胰的植入，排斥反应的诊断、鉴别诊断以及预防和治疗，免疫抑制剂的使用、监测和调整以及长期的随访和处理等，需要多学科协作。

胰腺移植部分的培训时间1年，分为理论课程和临床实践能力培训两部分，其中理论课采用线上和线下授课相结合的方式，主要讲授胰腺移植临床理论课程，如胰腺移植的适应证、禁忌证，术前评估、准备，手术步骤及注意事项、围手术期管理、并发症预防与处理、术后随访等。理论课程部分包括10个章节内容，共80学时，其中平台授课为26个学时，基地授课为54学时，共40学分。临床实践能力培训由教学基地组织，在培训导师的指导下，在教学基地从事胰腺移植临床工作，如胰腺供者评估、维护与获取，供胰修整、移植手术、围手术期管理、移植受者随访以及移植受者的并发症预防、诊断和治疗等。要求参加胰腺移植手术不少于5例（以主要参与者身份，包括胰腺修整与胰腺植入术），分管移植病例不少于5张床位，参加供体评估及器官获取手术不少于10例。参加胰腺移植手术、病例讨论、查房、学术报告等。

## 14.2 教学形式

| 序号 | 教学提纲 | 平台授课<br>（学时/学分） | 基地授课<br>（学时/学分） | 总学时 | 学分 |
|---|---|---|---|---|---|
| 1 | 胰腺移植的适应证、禁忌证以及手术类型的选择 | 2/1 | 4/2 | 6 | 3 |

续表

| 序号 | 教学提纲 | 平台授课（学时/学分） | 基地授课（学时/学分） | 总学时 | 学分 |
|---|---|---|---|---|---|
| 2 | 胰腺移植受者术前检查和准备 | 2/1 | 4/2 | 6 | 3 |
| 3 | 胰腺移植尸体供者的选择与供胰质量评估 | 2/1 | 6/3 | 8 | 4 |
| 4 | 胰腺移植术 | 4/2 | 8/4 | 12 | 6 |
| 5 | 胰腺移植术后受者管理 | 3/1.5 | 6/3 | 9 | 4.5 |
| 6 | 胰腺移植术后并发症 | 4/2 | 8/4 | 12 | 6 |
| 7 | 胰腺移植术后免疫抑制剂应用 | 3/1.5 | 6/3 | 9 | 4.5 |
| 8 | 胰腺移植排斥反应 | 3/1.5 | 6/3 | 9 | 4.5 |
| 9 | 胰腺移植术后随访 | 1/0.5 | 2/1 | 3 | 1.5 |
| 10 | 移植胰腺病理学 | 2/1 | 4/2 | 6 | 3 |
| | 总　计 | 26/13 | 54/27 | 80 | 40 |

## 14.2.1 胰腺移植的适应证、禁忌证以及手术类型的选择

### 1. 课时

平台授课 2 学时；基地授课 4 学时。

### 2. 教学内容

（1）胰腺移植的适应证。
（2）胰腺移植的禁忌证。
（3）胰腺移植的类型及其选择。

### 3. 教学目标

**掌握内容**

（1）单纯胰腺移植的主要适应证。
（2）胰肾联合移植的主要适应证。
（3）胰腺移植的绝对禁忌证。
（4）胰液膀胱引流术的禁忌证。
（5）胰腺移植的相对禁忌证。

**熟悉内容**

（1）糖尿病的治疗选择。
（2）胰腺移植的手术类型。
（3）熟悉需要胰腺移植的具体疾病及临床状况。
（4）PAK（肾脏移植后胰腺移植）的主要适应证。

**了解内容**

（1）胰腺移植手术方式的演变。

（2）肝胰联合移植或肝胰器官簇移植适应证。

## 4. 重点、难点问题

本节的重点是掌握各种类型胰腺移植术的适应证和禁忌证、胰腺移植手术类型的选择与适应证的把握，胰腺移植的手术时机。

## 5. 思考题

（1）不同类型胰腺移植适应证的异同点？

（2）对胰腺移植的相对禁忌证的把握？

（3）糖尿病患者选择胰腺移植术的原因？

（4）糖尿病患者胰腺移植手术的时机选择？

## 14.2.2 胰腺移植受者术前检查及准备

### 1. 课时

平台授课 2 学时；基地授课 4 学时。

### 2. 教学内容

（1）胰腺移植受者术前检查（检验）及注意事项。

（2）胰腺移植受者病史采集的注意事项。

（3）胰腺移植受者体格检查的注意事项。

（4）术前准备的注意事项。

### 3. 教学目标

**掌握内容**

（1）胰腺移植受者病史采集注意事项。

（2）胰腺移受者术前检查（检验）、准备及注意事项。

（3）胰腺内分泌功能和外分泌功能的检查方法。

（4）胰腺移植术前的免疫学检查项目。

（5）胰腺移植术的术前血糖控制目标。

（6）基础疾病的术前管理。

**熟悉内容**

（1）病史采集应包括的内容。

（2）体格检查内容。

（3）一般实验室检查内容。

（4）心血管疾病筛查。

（5）冠脉造影检查适应证。

（6）心肌灌注显像适应证。

（7）胰液膀胱引流术者的筛查内容。

（8）胰腺移植术前控制血压和改善心功能的处理措施。

**了解内容**

（1）受者感染学、免疫学、微生物检验的内容及价值。

（2）术前营养支持。

（3）术前常用药物准备。

（4）术前常用物品准备。

### 4. 重点、难点问题

本节重点在于掌握胰腺移植受者术前检查（检验）内容及注意事项，受者术前特殊状况下需行心血管、呼吸等重要器官的功能评估，临床维护、改善术前患者状态的措施。难点在于掌握胰腺移植受者术前治疗与处理，熟悉特殊胰腺移植受者的评估。

### 5. 思考题

（1）胰腺移植受者术前检查（检验）和准备？

（2）胰腺移植受者术前准备的注意事项？

## 14.2.3 胰腺移植尸体供者的选择与供胰质量评估

### 1. 课时

平台授课 2 学时；基地授课 6 学时。

### 2. 教学内容

（1）胰腺移植尸体供者的选择。

（2）胰腺供者的免疫学选择。

（3）不宜作为胰腺供者的情况。

（4）尸体供胰质量评估。

### 3. 教学目标

**掌握内容**

（1）胰腺供者入选标准。

（2）胰腺供者的禁忌证。

（3）供胰质量评估的过程和指标。

**熟悉内容**

（1）胰腺供者胰腺内分泌功能评估（胰岛素释放试验、C 肽释放试验、糖化血红蛋白测定）。

（2）胰腺外分泌功能评估（血淀粉酶、尿淀粉酶、脂肪酶）。

**了解内容**

（1）供体的胰腺影像学（超声、CT）评估，了解胰腺解剖结构，包括形态大小、排除畸形、胰管结石、胰腺组织钙化、囊肿和肿瘤等）。

（2）胰腺移植供者的排除原因。

（3）糖化血红蛋白的影响因素和排除标准。

### 4. 重点、难点问题

本节的重点在于掌握胰腺供者入选标准以及不宜作为胰腺供者的情况和原因。掌握供胰获取后质量评估的内容，包括外观（大小、颜色）、质地和灌注情况，热缺血时间等情况。特别强调供胰评估必须包括供十二指肠外观及病变的评估。

难点问题在于掌握胰腺内分泌、外分泌功能评估与排除标准，供胰获取后质量评估。

### 5. 思考题

（1）胰腺移植供者的评估标准？

（2）供体胰腺评估过程中胰岛素分泌功能异常时的取舍以及禁忌证？

## 14.2.4 胰腺移植术

### 1. 课时

平台授课 4 学时；基地授课 8 学时。

### 2. 教学内容

（1）尸体供胰切取手术操作程序及其注意事项。

（2）胰腺修整方法和注意事项。

（3）胰腺移植术一般操作方法和程序。

（4）胰腺、肾脏同侧共干移植术。

（5）肝胰移植的手术方式。

（6）再次胰腺移植。

（7）胰腺移植手术的注意事项。

（8）再次胰腺移植的注意事项。

（9）原移植胰的处理。

（10）再次移植的手术时机选择。

（11）再次胰腺移植的手术方法。

## 3. 教学目标

### 掌握内容

（1）腹部多器官整块获取时供胰获取操作流程（切取前的准备、全腹脏器切取方法、十二指肠的胰腺移植物灌注方法等）。

（2）供胰获取过程中血管灌注液灌注方法。

（3）供胰获取过程中肠内灌注液及其使用方法。

（4）胰腺修整方法，供胰动脉重建方法及优缺点。

（5）不同术式对供血管重建的影响。

（6）胰腺移植术操作方法和注意事项。

（7）移植胰静脉汇入体循环术式与汇入门静脉术式的不同点。

（8）胰腺外分泌处理方式操作方法和选择的原则。

（9）胰肾联合移植术同侧移植与异侧移植的手术方式的异同点。

（10）胰腺移植注意事项。

### 熟悉内容

（1）供胰获取过程中手术配合要点。

（2）灌注液使用的注意事项。

（3）胰腺移植的不同术式及其优缺点。

### 了解内容

（1）其他尸体供胰腺（单独胰腺移植物、全腹腔器官簇移植移植物、改良腹腔器官簇移植物）切取术的操作流程。

（2）器官获取手术过程中胰腺保护的要点。

（3）肝胰联合移植及肝胰器官簇移植等联合移植术式。

（4）再次胰腺移植注意事项、供者评估的重点，受者术前处理的注意事项和手术方法等。

## 4. 重点、难点问题

### 重点问题

（1）腹部多器官整块获取时供胰获取操作流程。

（2）供胰获取过程中血管灌注液灌注方法。

（3）供胰获取过程中肠内灌注液及其使用方法。

（4）供胰获取的注意事项。

### 难点问题

（1）包括和不包括胰腺的整块获取异同点。

（2）整块获取过程中胰腺的保护。

（3）尸体供胰修整操作流程，并熟练掌握 1~2 种胰腺修整操作方法及程序。

（4）移植胰静脉汇入体循环术式与汇入门静脉术式的不同点。

（5）胰腺外分泌处理方式、操作方法和选择的原则。

（6）胰肾联合移植术同侧移植与异侧移植的手术方式异同点。

（7）再次胰腺移植受者术前评估事项和手术时机？

### 5. 思考题

（1）包括和不包括胰腺的整块获取的区别？

（2）整块获取过程中胰腺的保护和肠道冲洗要点？

（3）胰腺修整术的操作流程及注意事项。

（4）依据不同胰腺移植方式的动脉重建方式？

（5）胰腺移植手术的操作方法和注意事项？

（6）胰腺外分泌引流的不同术式选择？

（7）胰腺内分泌引流的术式区别？

## 14.2.5 胰腺移植术后受者管理

### 1. 课时

平台授课 3 学时；基地授课 6 学时。

### 2. 教学内容

（1）胰腺移植术后重要脏器功能监测与功能维护。

（2）电解质、凝血功能的监测与处理。

（3）尿、粪便及引流液的性状和量的监测与临床意义。

（4）预防感染方案的选择。

（5）预防胰腺炎方案。

（6）术后早期营养支持。

（7）营养支持的方法。

（8）移植胰功能内分泌、外分泌功能监测。

（9）移植胰影像监测，移植十二指肠及血管并发症的监测。

（10）肠道重建的外科并发症监测。

（11）术后早期排斥监测。

（12）术后常规处理及注意事项。

### 3. 教学目标

**掌握内容**

（1）胰腺移植术后常规监测与临床处理（包括血、尿、粪便检测以及电解质平衡、预防感染、抗凝与营养支持治疗）。

（2）胰腺移植术后胰腺炎的预防、诊断与处理。

（3）术后血糖监测与临床处理。

（4）胰腺移植术后引流管处理及引流液的观察与鉴别。

（5）粪便的性状、量的实验室检验与临床意义

（6）术后实验室监测项目（移植胰内分泌、外分泌功能监测，血常规、生化、凝血等）。

（7）术后影像学监测（超声、CT 等监测移植物形态、血流等）。

**熟悉内容**

（1）胰腺移植术营养支持的方法。

（2）PRA 及 DSA 检测方法。

（3）组织配型在致敏患者胰腺移植中的应用。

### 4. 重点、难点问题

（1）胰腺移植术后临床监测的内容、方法和频次。

（2）胰腺移植术后特殊并发症的预防。

（3）胰腺移植术后营养支持方法与应用。

（4）影像学监测方法及应用。

### 5. 思考题

（1）胰腺移植术后常规监测及注意事项？

（2）胰腺移植术后营养支持方案与血糖管理？

（3）胰腺移植术后抗凝治疗方案及常见并发症？

## 14.2.6  胰腺移植术后并发症

### 1. 课时

平台授课 4 学时；基地授课 8 学时。

### 2. 教学内容

胰腺移植术后常见外科并发症如腹腔出血、移植胰动静脉血栓形成、移植胰胰腺炎、胰漏与胰瘘、代谢性酸中毒、淋巴漏的预防、诊断及处理方法。

### 3. 教学目标

**掌握内容**

（1）腹腔出血的预防、诊断和处理方法。

（2）移植胰血栓形成的预防、诊断和处理方法。

（3）移植胰腺炎的预防、诊断和处理方法。

（4）胰漏与胰瘘的预防、诊断和处理方法。

（5）淋巴漏的预防、诊断和处理方法。

（6）代谢性酸中毒的预防、诊断和处理方法。

#### 4. 重点、难点问题

（1）腹腔出血的原因、临床表现、诊断、治疗原则和具体预防措施。

（2）移植胰动静脉血栓形成的危险因素因素、临床表现、诊断、治疗原则和预防措施。

（3）移植胰腺炎的预防、临床表现、诊断和处理方法。

（4）胰漏与胰瘘的临床表现、诊断、处理原则和预防措施。

#### 5. 思考题

（1）如何及时、准确地诊断胰腺移植术后发生的移植胰血栓形成？处理措施有什么？

（2）移植胰胰腺炎、胰漏与胰瘘在临床上如何鉴别？

### 14.2.7 胰腺移植免疫抑制剂应用

胰腺移植术后需要长期应用免疫抑制治疗，免疫抑制剂又是一把"双刃剑"，一面是其抗排斥反应对移植器官的保护，另一面则是其不良反应对移植受者的危害。为了提高移植物和移植受者的长期存活率，改善受者的生存状态和生活质量，对胰腺移植受者理免疫抑制剂的合理应用提出了较高的要求。

免疫抑制剂是一类对机体的免疫反应具有抑制作用的药物，能抑制与免疫反应相关细胞（主要是 T 细胞和 B 细胞）的增殖和功能，降低免疫应答。由于各种免疫抑制剂的作用机制不同且其不良反应的程度多与使用剂量有关，因此，针对移植排斥反应发生的不同靶点和关键步骤常采用多种免疫抑制剂联合的方案，这样既可协同增强免疫抑制效果，又可降低各种免疫抑制剂的剂量和不良反应的发生率。合理的免疫抑制方案是最大程度发挥其抗排斥反应作用，同时减少其不良反应，保障移植受者长期高质量生存的重要基础。本章节旨在使学员熟悉免疫抑制剂的作用机制，掌握其应用原则，规范其临床应用，提升移植质量。

#### 1. 课时

平台授课 3 学时；基地授课 6 学时。

#### 2. 教学内容

（1）常用免疫抑制剂。

（2）免疫抑制剂的应用原则。

（3）常用免疫抑制方案的基本原则、免疫诱导期方案、免疫维持期方案。

### 3. 教学目标

**掌握内容**

（1）诱导期免疫抑制药物的用量范围及禁忌证。

（2）维持期免疫抑制药物的用量范围及禁忌证。

（3）免疫抑制方案基本原则。

**熟悉内容**

（1）诱导期免疫抑制药物应用的不良反应。

（2）维持期免疫抑制药物不良反应。

**了解内容**

（1）诱导期免疫抑制药物的作用机制。

（2）维持期免疫抑制药物的作用机制。

（3）常用免疫抑制方案的注意事项。

### 4. 重点、难点问题

本节的重点在于掌握胰腺移植免疫抑制剂的应用原则和常用方案，难点在于掌握不同情况下免疫抑制剂的选择原则。

### 5. 思考题

（1）结合移植免疫理论及免疫抑制方案应用的基本原则，思考如何能制定精准科学个体化的免疫抑制方案。

（2）胰腺移植急性抗体介导的排斥反应（AMR）时应用冲击方案时机的把握。

（3）胰腺移植受者应用不同三联免疫抑制方案时术后不同时期环孢素 C0 或 C2、他克莫司的 C0 目标浓度范围。

（4）胰腺移植免疫诱导期免疫抑制方案与术后 DGF、感染发生的关系。

## 14.2.8　胰腺移植排斥反应

### 1. 课时

平台授课 3 学时；基地授课 6 学时。

### 2. 教学内容

（1）超急性排斥反应诊断和处理方法。

（2）急性排斥反应诊断和处理方法。

（3）慢性排斥反应诊断和处理方法。

### 3. 教学目标

**掌握内容**

（1）急性排斥反应临床表现、实验室检查及超声检查表现。
（2）急性排斥反应穿刺活检指征、方法及病理表现。
（3）急性排斥反应的预防及处理。
（4）慢性排斥反应临床表现、实验室检查及影像学检查表现。
（5）慢性排斥反应穿刺活检指征、方法及病理表现。
（6）慢性排斥反应的预防及处理。
（7）急性排斥反应的预防及处理。

**熟悉内容**

（1）移植排斥反应的病理学特征。
（2）超急性排斥反应临床表现、超声检查表现。
（3）超急性排斥反应的预防与处理。

**了解内容**

（1）抗体介导排斥反应的治疗进展。
（2）移植排斥反应的免疫学机制。

### 4. 重点、难点问题

（1）移植胰排斥反应的分类、诊断、预防与处理。
（2）胰腺移植术后排斥反应的监测。

### 5. 思考题

（1）胰腺移植病理活检的方法和指征？
（2）激素或生物制剂冲击治疗的指征和时机？
（3）胰腺移植术后发生免疫反应的机理及处理规范？
（4）排斥反应、胰腺炎、移植胰血管并发症的鉴别诊断？

## 14.2.9　胰腺移植术后随访

### 1. 课时

平台授课1学时；基地授课2学时。

### 2. 教学内容

（1）术后随访系统的建立与完善。

（2）随访方式。
（3）随访内容。

### 3. 教学目标

**掌握内容**

（1）胰腺移植术后随访次数及间隔时间。
（2）胰腺移植术后常规随访内容（一般状况、胰腺内分泌功能）。
（3）移植胰腺状态监测（血、尿淀粉酶和脂肪酶浓度监测，移植胰超声、CT 等）。
（4）免疫抑制剂浓度监测内容。

**熟悉内容**

（1）移植随访系统的建立。
（2）威胁受者长期生存的并发症监测与管理。

**了解内容**

（1）术后随访的必要性。
（2）不同随访方式的优缺点。

### 4. 思考题

（1）影响胰腺移植术后生活质量和长期存活率的因素？
（2）胰腺移植术后的长期血糖管理？

## 14.2.10　移植胰腺病理学

### 1. 课时

平台授课 2 学时；基地授课 4 学时。

### 2. 教学内容

（1）正常移植胰腺病理学特征。
（2）移植胰腺急性排斥反应的病理学特征。
（3）移植胰腺慢性排斥反应的病理学特征。
（4）移植胰腺动脉血栓栓塞的病理学特征。
（5）移植胰腺胰腺炎的病理学特征。

### 3. 教学目标

**掌握内容**

（1）移植胰腺活检的基本方法。

（2）正常移植胰腺的病理学特征。

（3）移植胰腺急性排斥反应的病理学特征。

### 熟悉内容

（1）移植胰腺慢性排斥反应的病理学特征。

（2）移植胰腺动脉血栓栓塞的病理学特征。

（3）移植胰腺胰腺炎的病理学特征。

### 了解内容

（1）不同术式移植胰腺病理学。

（2）移植胰腺动脉血栓栓塞的病理学特征。

### 4. 思考题

（1）哪种移植胰腺活检方式最安全?

（2）如何鉴别移植胰腺急性排斥反应和急性胰腺炎?

# 第15章

# 小 肠 移 植

## 15.1 教材内容

经过近 30 年发展，小肠移植技术已成熟，有多种手术操作。2000 年美国医疗保险机构将小肠移植和腹腔多器官簇移植纳入保险范畴，这标志着小肠移植已成为临床标准治疗技术。目前，中国小肠移植已从试验性手术过渡为常规手术，实施小肠移植手术的单位数量也在不断增加，亟待相关临床指南和规范予以指导，使之更加规范、安全有效地开展。

小肠移植教学培训时间 1 年，基地培训 6 个月，其中理论课采用线上和线下授课相结合的方式，主要讲授小肠移植临床理论课程，如小肠移植的适应证、禁忌证、术前评估、准备，手术步骤及注意事项、围手术期管理、并发症预防与处理、术后随访等。理论课程部分理论课程包括 9 个章节内容，共 80 学时，其中平台授课为 24 个学时，基地授课为 56 学时，共 40 学分。临床实践能力培训由教学基地组织，在培训导师的指导下，在教学基地从事小肠移植临床工作，如供者评估、维护与获取，供小肠修整、移植手术、围手术期管理、移植受者随访，以及移植受者的并发症预防、诊断和治疗等。要求参加手术不少于 1 例（以主要参与者身份，包括供小肠修整与植入术），分管临床病例不少于 2 例，参加供体评估及器官获取手术不少于 5 例。并参加病例讨论、查房、学术报告等。

## 15.2 教学形式

| 序号 | 教学提纲 | 平台授课（学时） | 基地授课（学时） | 总学时 | 学分 |
|---|---|---|---|---|---|
| 1 | 小肠移植的适应证和禁忌证 | 1/0.5 | 2/1 | 3 | 1.5 |
| 2 | 小肠移植受者选择与术前评估 | 3/1.5 | 8/4 | 11 | 5.5 |
| 3 | 小肠供者评估 | 2/1 | 4/2 | 6 | 3 |
| 4 | 小肠移植术 | 4/2 | 12/6 | 16 | 8 |
| 5 | 小肠移植术后外科并发症 | 3/1.5 | 8/4 | 11 | 5.5 |
| 6 | 小肠移植术后营养支持 | 3/1.5 | 6/3 | 9 | 4.5 |

| 序号 | 教学提纲 | 平台授课（学时） | 基地授课（学时） | 总学时 | 学分 |
|---|---|---|---|---|---|
| 7 | 小肠移植排斥反应的诊断和处理 | 3/1.5 | 6/3 | 9 | 4.5 |
| 8 | 小肠移植术后随访 | 2/1 | 4/2 | 6 | 3 |
| 9 | 小肠移植病理学检查 | 3/1.5 | 6/3 | 9 | 4.5 |
| | 总　计 | 24/12 | 56/28 | 80 | 40 |

## 15.2.1　小肠移植的适应证和禁忌证

### 1. 课时

平台授课 1 学时；基地授课 2 学时。

### 2. 教学内容

（1）肠功能衰竭定义、病理生理改变。

（2）肠功能衰竭治疗全肠外营养支持、肠康复治疗、非移植外科手术、小肠移植手术及各种治疗方式发展现状。

（3）小肠移植的适应证。

（4）小肠移植与长期全肠外营养支持效果及远期预后的比较。

（5）小肠移植绝对和相对禁忌证。

### 3. 教学目标

**掌握内容**

（1）小肠移植的主要适应证。

（2）小肠移植的相对禁忌证和绝对禁忌证。

**熟悉内容**

（1）肠功能衰竭的病理生理改变。

（2）长期全肠外营养相关并发症和远期预后的比较。

**了解内容**

术前接受全肠外营养的时间对小肠移植患者远期预后的影响。

### 4. 重点、难点问题

小肠移植的主要适应证，如各种原因所致小肠广泛切除术后的短肠综合征、消化道动力障碍、先天性肠黏膜病变导致的严重吸收不良病等，并掌握上述疾病的发病机理及预后。

小肠移植相对及绝对禁忌证，如有广泛转移征象或无法切除的恶性肿瘤，尚未控制的全身严重感染，感染合并多脏器功能障碍等；掌握禁忌证相关疾病对小肠移植的影响。

**5. 实践内容**

（1）参加 2 例拟行小肠移植患者的病例讨论，掌握小肠移植适应证。

（2）参加 1 次文献阅读报告会，从文献中学习小肠移植禁忌证对手术的影响。

**6. 思考题**

（1）小肠移植的适应证、相对禁忌证和绝对禁忌证？

（2）小肠移植与全肠外营养支持在患者远期预后的差异？

## 15.2.2 小肠移植受者选择与术前评估

**1. 课时**

平台授课 3 学时；基地授课 8 学时。

**2. 教学内容**

小肠移植受者术前检查（检验）、准备及注意事项。

**3. 教学目标**

**掌握内容**

小肠移植受者术前检查（检验）、准备及注意事项。

**熟悉内容**

受者与小肠移植相关的病史信息。

**了解内容**

（1）受者感染学、免疫学、微生物检验的内容及价值。

（2）受者残存小肠吸收功能的内容及原理。

**4. 重点、难点问题**

（1）受者术前感染学、免疫学、微生物学检验对成功实施小肠移植手术的意义。

（2）小肠移植受者术前治疗，尤其是全肠外营养并发症的处理。

**5. 思考题**

小肠移植受者及活体供者术前检查（检验）、准备及注意事项。

## 15.2.3 小肠供者评估

**1. 课时**

平台授课 2 学时；基地授课 4 学时。

## 2. 教学内容

（1）尸体供小肠的选择。

（2）尸体供小肠的禁忌证。

## 3. 教学目标

### 掌握内容

小肠移植尸源供者的评估与维护，掌握其相对和绝对禁忌证。

### 熟悉内容

小肠移植尸源供者的死亡判定及注意事项。

### 了解内容

小肠移植尸源供者的死因对移植的影响。

## 4. 重点、难点问题

重点在于掌握小肠移植尸源供者的相对禁忌证和绝对禁忌证，掌握小肠移植尸源供者与受者的免疫学配型（ABO血型与受者相同，淋巴细胞毒试验阴性，HLA位点尽可能与候选者相配）方法，明确组织配型对成功实施小肠移植手术的重要性。

难点在于对小肠移植尸源供者的相对禁忌证及绝对禁忌证的把握。

## 5. 思考题

（1）小肠移植尸源供者的相对和绝对禁忌证。

（2）小肠移植尸源供者与受者的免疫学配型。

## 15.2.4 小肠移植术

## 1. 课时

平台授课4学时；基地授课12学时。

## 2. 教学内容

（1）小肠移植尸源供者器官修整技术及注意事项。

（2）小肠移植术操作方法及注意事项。

（3）活体供肠的选择和手术操作技术。

（4）特殊移植手术技术（高龄小肠移植、儿童小肠移植、再次和多次小肠移植）。

（5）移植小肠切除术。

### 3. 教学目标

**掌握内容**

（1）尸体供肠切取与修整。

（2）小肠移植技术及注意事项。

（3）活体供肠的选择和手术技术。

（4）特殊移植手术。

（5）移植小肠切除术。

**熟悉内容**

（1）供肠保存、运输及修整的注意事项。

（2）活体小肠移植供者的选择及评估。

（3）活体供者小肠移植物获取手术及活体小肠移植受体手术的操作流程。

**了解内容**

（1）小肠移植尸源供者的死因对移植的影响。

（2）活体小肠移植法律、伦理和知情同意原则。

（3）特殊小肠移植手术技术。

### 4. 重点、难点问题

熟练掌握尸源性小肠移植物（包括单独小肠移植物、肝小肠移植物、全腹腔器官簇移植移植物、改良腹腔器官簇移植物）切取术操作流程；活体供者选择的条件、医学评估及其程序；受体的评估、选择即受体适应证的把握；活体小肠移植技术操作供体手术技术、受体手术技术。

对小肠移植尸源供者的相对禁忌证及绝对禁忌证的把握；尸源性小肠移植物（单独小肠移植物、肝小肠移植物、全腹腔器官簇移植移植物、改良腹腔器官簇移植物）切取术操作流程。

### 5. 思考题

（1）小肠移植尸源供肠的切取术操作流程及受者手术操作流程？

（2）小肠移植活体供者医学评估的程序？

（3）小肠移植活体供者术前准备的内容？

## 15.2.5 小肠移植术后外科并发症

### 1. 课时

平台授课 3 学时；基地授课 8 学时。

**2. 教学内容**

小肠移植术后常见外科并发症如血管吻合并发症、腹腔出血、移植肠吻合口瘘的预防、诊断及处理方法。

**3. 教学目标**

**掌握内容**

（1）血管吻合并发症的预防、诊断和处理方法。
（2）腹腔出血的预防、诊断和处理方法。
（3）移植肠吻合口瘘的预防、诊断和处理方法。

**4. 重点、难点问题**

（1）血管并发症动、静脉血栓形成的危险因素、临床表现、诊断、处理原则及预防措施。
（2）腹腔出血的原因、临床表现、诊断、治疗原则及具体预防措施。
（3）移植肠吻合口瘘的促发因素、临床表现、诊断、治疗原则及预防措施。

**5. 思考题**

小肠移植术后发生的外科并发症的诊治原则？

## 15.2.6　小肠移植术后营养支持

**1. 课时**

平台授课 3 学时；基地授课 6 学时。

**2. 教学内容**

术后营养支持。

**3. 教学目标**

**掌握内容**

术后早期营养支持的原则及实施。

**4. 重点、难点问题**

移植术后营养支持的方法及原则移植肠功能恢复是一个漫长、渐进的过程，肠道功能完全恢复有时需用数个月甚至 1 年。

**5. 思考题**

小肠移植术后营养支持的原则。

## 15.2.7 小肠移植排斥反应

**1. 课时**

平台授课 3 学时；基地授课 6 学时。

**2. 教学内容**

（1）急性细胞介导的（细胞性）排斥反应（acute cell mediated rejection，ACMR 或 cellular rejection）的诊断、治疗和预防。

（2）急性抗体介导的（体液性）排斥反应（acute antibody mediated rejection，ABMR）的诊断、治疗与预防。

**3. 教学目标**

**掌握内容**

ACMR 和 ABMR 的发病机理、发病率、临床表现及诊断、治疗方法。

**4. 重点、难点问题**

本节的重点和难点在于掌握 ACMR 和 ABMR 的识别、诊断和规范处理的方法。

**5. 思考题**

小肠移植术后发生免疫反应的机理及处理规范？

## 15.2.8 小肠移植术后随访

**1. 课时**

平台授课 2 学时；基地授课 4 学时。

**2. 教学内容**

（1）小肠移植术后随访的必要性。
（2）小肠移植随访系统的建立。
（3）免疫抑制治疗的随访与监测指标、频率。
（4）术后的免疫抑制治疗及其疗效是小肠移植随访和监测的最主要的内容。
（5）小肠移植术后受者的生活质量。
（6）影响长期存活率的因素。

### 3. 教学目标

**掌握内容**

（1）免疫抑制治疗的随访与监测指标、频率。
（2）术后的免疫抑制治疗及其疗效是小肠移植随访和监测的最主要的内容。

**熟悉内容**

（1）小肠移植术后随访的必要性。
（2）小肠移植随访系统的建立。
（3）小肠移植术后生活质量。
（4）影响长期存活率的因素。

**了解内容**

了解小肠移植患者术后生活质量状况、远期生存率及其影响因素。

### 4. 重点、难点问题

本节的重点在于掌握小肠移植术后随访系统的建立，以及随访内容与监测的频率等。

### 5. 思考题

（1）小肠移植术后生活质量和影响长期存活率的因素。
（2）小肠移植术后随访的主要内容。

## 15.2.9 小肠移植病理学检查

### 1. 课时

平台授课 3 学时；基地授课 6 学时。

### 2. 教学内容

（1）移植小肠活检病理学检查临床基本原则和方法。
（2）移植小肠急性排斥反应活检病理学诊断及其分类。
（3）移植小肠抗体介导性排斥反应病理学改变。
（4）移植小肠慢性排斥反应的病理学改变。
（5）移植小肠的非排斥反应病变的病理学改变。

### 3. 教学目标

**掌握内容**

（1）移植小肠活检病理学检查临床基本原则和方法。

（2）移植小肠急性排斥反应活检病理学诊断及其分类。

**熟悉内容**

（1）移植小肠抗体介导性排斥反应病理学改变。

（2）移植小肠慢性排斥反应的病理学改变。

**了解内容**

了解移植小肠的非排斥反应病变的病理学改变。

## 4. 重点、难点问题

本节的重点在于移植小肠活检病理学检查临床基本原则和方法以及移植小肠急性排斥反应活检病理学诊断及其分类。

## 5. 思考题

小肠移植术后病理学诊断流程？